essentials

Essentials liefern aktuelles Wissen in konzentrierter Form. Die Essenz dessen, worauf es als „State-of-the-Art" in der gegenwärtigen Fachdiskussion oder in der Praxis ankommt. *Essentials* informieren schnell, unkompliziert und verständlich

- als Einführung in ein aktuelles Thema aus Ihrem Fachgebiet
- als Einstieg in ein für Sie noch unbekanntes Themenfeld
- als Einblick, um zum Thema mitreden zu können

Die Bücher in elektronischer und gedruckter Form bringen das Fachwissen von Springerautor*innen kompakt zur Darstellung. Sie sind besonders für die Nutzung als eBook auf Tablet-PCs, eBook-Readern und Smartphones geeignet. *Essentials* sind Wissensbausteine aus den Wirtschafts-, Sozial- und Geisteswissenschaften, aus Technik und Naturwissenschaften sowie aus Medizin, Psychologie und Gesundheitsberufen. Von renommierten Autor*innen aller Springer-Verlagsmarken.

Andrea Lübken · Matthias Wiemer

KI-Grundlagen und Perspektiven verstehen

Inklusion und KI

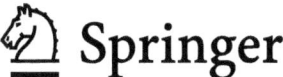
Springer

Andrea Lübken
Waldalgesheim, Deutschland

Matthias Wiemer
Waldalgesheim, Deutschland

ISSN 2197-6708   ISSN 2197-6716   (electronic)
essentials
ISBN 978-3-662-72371-5   ISBN 978-3-662-72372-2   (eBook)
https://doi.org/10.1007/978-3-662-72372-2

Die Deutsche Nationalbibliothek verzeichnet diese Publikation in der Deutschen Nationalbiblio-
grafie; detaillierte bibliografische Daten sind im Internet über https://portal.dnb.de abrufbar.

Planung/Lektorat: Kathrina Nißle
Springer ist ein Imprint der eingetragenen Gesellschaft Springer-Verlag GmbH, DE und ist ein
Teil von Springer Nature.
Die Anschrift der Gesellschaft ist: Heidelberger Platz 3, 14197 Berlin, Germany

Wenn Sie dieses Produkt entsorgen, geben Sie das Papier bitte zum Recycling.

Was Sie in diesem *essential* finden können

- Eine Einführung in das Zusammenspiel von Inklusion und Künstlicher Intelligenz und deren Bedeutung für Teilhabe im digitalen Wandel
- Eine Analyse der Chancen und Risiken digitaler Systeme für Barrierefreiheit und gesellschaftliche Vielfalt
- Eine Darstellung politischer, rechtlicher, ethischer und technischer Grundlagen sowie praktischer Lösungsansätze intelligenter Inklusion
- Anregungen zur Reflexion über Verantwortung, Haltung und die Bedeutung kontinuierlicher Weiterentwicklung im digitalen Kontext
- Hinweise, wie Inklusion strukturell in Technikentwicklung und Organisation eingebunden und durch Partizipation gefördert werden kann

Interessenkonflikte Die Autor*innen haben keine für den Inhalt dieses Manuskripts relevanten Interessenkonflikte.

Die digitale Transformation prägt den Zugang zu gesellschaftlicher Teilhabe in immer stärkerem Maße. Künstliche Intelligenz eröffnet Chancen, Barrieren abzubauen, Vielfalt anzuerkennen und neue Teilhabemöglichkeiten zu schaffen. Gleichzeitig birgt sie Risiken, wenn Inklusion nicht von Anfang an mitgedacht wird. Dieses Essential zeigt, warum Technikgestaltung und Inklusion untrennbar verbunden sind und warum Haltung, Verantwortung und strategisches Handeln notwendig sind, um Teilhabe im digitalen Zeitalter zu sichern. Es bietet Orientierung zu Grundlagen, Herausforderungen und Lösungsansätzen intelligenter Inklusion und gibt Impulse, wie digitale Systeme so gestaltet werden können, dass sie Vielfalt ermöglichen und Gerechtigkeit fördern.

Inhaltsverzeichnis

Über die Autoren

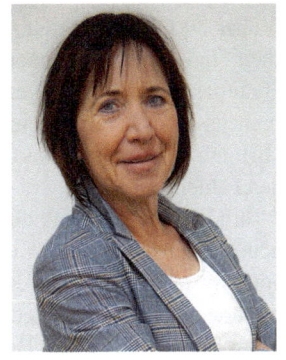

Andrea Lübken hat über 25 Jahre Erfahrung im Gesundheits- und Sozialwesen und ist eine anerkannte Expertin in der Fort- und Weiterbildung von Fachkräften. Sie plant und organisiert Schulungen in den Bereichen Gesundheit und Soziales, die sowohl Teilnehmende mit als auch ohne Seh- oder Hörbeeinträchtigung adressieren. Dabei verbindet sie wirtschaftliches Denken mit praxisnaher Wissensvermittlung.

Als Senior-Lehrtherapeutin leitet Andrea Lübken ein Kurszentrum für die Bobath-Therapie im Bereich der Kindertherapie. Ihre umfangreiche Erfahrung in Neurologie und Pädiatrie fließt in ihre Arbeit ein, insbesondere in der Anwendung und Weiterentwicklung des Bobath-Konzepts. Zusätzlich hat sie eine moderne Kinderpraxis aufgebaut, in der innovative Therapiekonzepte umgesetzt werden.

Ihre akademische Laufbahn umfasst ein Bachelorstudium in Pädagogik und einen Masterabschluss im Gesundheitsmanagement. Seit über 14 Jahren ist sie als Dozentin tätig und vermittelt nicht nur fachliches Know-how, sondern auch ihre Begeisterung für die Arbeit mit Menschen.

Angesichts neuer Technologien wie der KI und der Unterstützten Kommunikation (UK) sieht Andrea Lübken große Chancen für Menschen mit

Behinderung. Sie ist überzeugt, dass moderne Hilfsmittelversorgung und innovative Diagnostik das Bildungs- und Gesundheitswesen nachhaltig verändern können.

Mit ihrer einzigartigen Kombination aus Erfahrung, fundiertem Fachwissen und Offenheit für technologische Entwicklungen hebt Andrea Lübken die Qualität von Therapie und Weiterbildung auf ein neues Niveau.

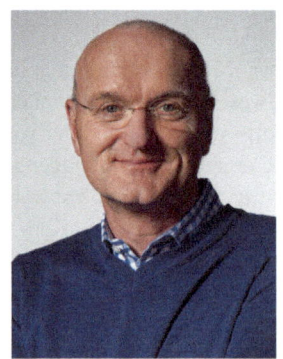

Dr. Matthias Wiemer hat einen beeindruckenden Weg vom Ingenieur zum Vorstand einer Aktiengesellschaft durchlaufen. In über 30 Jahren Führungsarbeit in mittelständischen Industrieunternehmen und Konzernen konnte er umfassende Erfahrungen in verschiedenen Unternehmensstrukturen sammeln. Dabei hat er zahlreiche Erfolge gefeiert und wertvolle Lektionen aus eigenen Fehlern gelernt.

Im Mittelpunkt seiner Tätigkeit standen stets die Menschen und der gesunde Menschenverstand, was ihn dazu bewegte, sich intensiv mit den Methoden der hypno-systemischen Beratung und des Coachings auseinanderzusetzen. Heute unterstützt Dr. Wiemer Unternehmen bei strategischen Fragen und begleitet Menschen auf ihrem persönlichen und beruflichen Weg.

Mit dem Aufkommen von KI und neuen Technologien wie dem Internet der Dinge (IoT) steht unsere Arbeitswelt vor tiefgreifenden Veränderungen. Dr. Wiemer hilft Unternehmen, diese Transformation technologisch und kulturell zu gestalten, indem er auf lösungsorientiertes Handeln und echten Dialog setzt. Neue Arbeitskulturen, Kommunikationsformen und Führungsstile sind entscheidend, um die Potenziale dieser Technologien erfolgreich zu nutzen und gleichzeitig die Menschen mitzunehmen.

Warum intelligente Inklusion den Perspektivwechsel braucht

Digitale Technologien prägen nahezu alle Bereiche des gesellschaftlichen Lebens. In der Bildung verändern sie Lernprozesse, während sie in der Arbeitswelt Kommunikation, Organisation und Produktionsweisen beeinflussen. Im Gesundheitswesen unterstützen sie Diagnose, Dokumentation und Versorgung. Auch in der Sozialen Arbeit, in Verwaltungsabläufen und im privaten Alltag sind digitale Anwendungen alltäglich geworden. Mit der zunehmenden Nutzung Künstlicher Intelligenz verstärkt sich dieser Wandel. Systeme, die auf Datenanalyse, Mustererkennung und automatisierten Entscheidungen beruhen, greifen immer stärker in sensible Lebensbereiche ein. Gleichzeitig bleiben ihre Grundlagen und Wirkungsweisen vielen Menschen unklar. Häufig bleibt unbeachtet, dass diese Technologien nicht nur neue Möglichkeiten eröffnen, sondern zugleich neue Formen von Ausschluss erzeugen können. Teilhabe wird erweitert oder begrenzt, je nachdem, wie Systeme gestaltet und eingesetzt werden.

Technische Innovation wird in öffentlichen Debatten meist mit Fortschritt, Effizienz und Problemlösung verbunden. Weniger Beachtung findet die Frage, für wen diese Lösungen überhaupt geeignet sind. Digitale Systeme beruhen auf spezifischen Annahmen über die Menschen, die sie nutzen sollen. Diese Annahmen orientieren sich oft an dominierenden Vorstellungen von sprachlicher Ausdrucksfähigkeit, Bildung, Handlungsautonomie oder zeitlicher Verfügbarkeit. Wer diesen Erwartungen nicht entspricht, findet sich in der Entwicklung technischer Systeme nur unzureichend berücksichtigt. Barrieren entstehen daher nicht allein durch fehlende Funktionen oder mangelnde Bedienfreundlichkeit, sondern auch durch grundlegende Auslassungen im Konzept. Besonders folgenreich wird dies, wenn zentrale Lebensvollzüge digital vermittelt werden, etwa bei der Anmeldung zu Gesundheitsleistungen, beim Zugang zu Bildung, bei der Arbeitssuche oder im Kontakt mit Behörden.

Künstliche Intelligenz verstärkt diese Dynamik erheblich. Sie greift auf Daten aus der Vergangenheit zurück, bildet nicht nur ab, was einmal war, sondern überträgt diese Muster in künftige Entscheidungen. Gruppen, die in den Ausgangsdaten verzerrt oder gar nicht vertreten sind, bleiben auch in den Systemen unsichtbar. Diskriminierende Strukturen aus der Vergangenheit werden dadurch unbemerkt fortgeschrieben. Wenn Trainingsdaten nur bestimmte Sprachen, Kommunikationsformen oder Verhaltensweisen abbilden, kommt es zu systematischen Ausschlüssen. Diese wirken besonders tiefgreifend, weil sie meist unauffällig bleiben und gesellschaftlichen Erwartungen zu entsprechen scheinen. Menschen mit Behinderungen, ältere Personen, Menschen mit wenig digitaler Erfahrung oder mit nicht-normierten Wahrnehmungsformen erleben Technik in solchen Fällen nicht als Hilfe, sondern als Hürde.

Weil diese Prozesse meist unbemerkt verlaufen, bleiben sie gesellschaftlich häufig unsichtbar. Digitale Ungleichheit wird selten als strukturelle Benachteiligung erkannt, da sich viele Barrieren nicht unmittelbar zeigen, sondern tief in der Systemgestaltung verankert sind. Sie betrifft dabei nicht nur einzelne Gruppen, sondern die Art und Weise, wie Mitgestaltung in einer Gesellschaft organisiert ist. Wer über Technik mitentscheiden kann, wessen Erfahrungen in Entwicklungsprozesse einfließen und wessen Lebenswelt berücksichtigt wird, entscheidet mit darüber, ob Systeme inklusiv wirken oder bestehende Ausschlüsse verfestigen.

Inklusion beschreibt das Ziel, allen Menschen gleichberechtigte Teilhabe zu ermöglichen, unabhängig von Herkunft, Geschlecht, Behinderung, Religion oder anderen persönlichen Merkmalen. Entscheidend ist nicht, dass Menschen gleich sind, sondern dass Unterschiede als normal und wertvoll anerkannt werden. Inklusive Strukturen schaffen die Voraussetzung, dass Vielfalt gelebt werden kann, ohne sie einzuschränken. Dieses Verständnis reicht weit über die Behindertenhilfe hinaus und betrifft soziale Teilhabe in allen Lebensbereichen. Mit der fortschreitenden Digitalisierung gewinnt es zusätzliche Relevanz.

Eine inklusive Perspektive auf Digitalisierung stellt nicht die technische Funktion in den Vordergrund, sondern die soziale Frage nach Erfahrung, Beteiligung und Repräsentation. Maßgeblich ist, für wen entwickelt wird und auf wessen Lebensrealität Bezug genommen wird. Inklusion verlangt in diesem Zusammenhang nicht, bestehende Systeme nachträglich zu optimieren, sondern Vielfalt bereits in der Konzeption mitzudenken. Verbesserungen wie verständlichere Benutzeroberflächen oder alternative Ausgabemodi reichen nicht aus, wenn die Systemlogik bestimmte Menschen von Beginn an nicht berücksichtigt. Relevanz erhält, was als Zielbild formuliert wird, und Ausschlüsse entstehen dort, wo nur ausgewählte Perspektiven als normal gelten.

Inklusion verlangt, vermeintlich Selbstverständliches zu hinterfragen. Normalität ist kein neutrales Prinzip, sondern ein soziales Konstrukt, das bestimmte Gruppen bevorzugt und andere systematisch ausgrenzt. Intelligente Inklusion bedeutet, diese Konstruktionen sichtbar zu machen und durch Gestaltung zu verändern. Nicht das Individuum soll sich an Systeme anpassen, sondern Systeme müssen so konzipiert werden, dass sie für unterschiedliche Menschen nutzbar sind. Damit verbunden ist ein grundlegender Perspektivwechsel: Technik muss nicht nur machbar, sondern sozial anschlussfähig sein; Teilhabe darf nicht von standardisierten Nutzerbildern abhängen, sondern muss Beziehung, Kontext und situative Vielfalt berücksichtigen.

Ein solcher Perspektivwechsel richtet sich nicht nur an Entwicklungsteams. Er betrifft ebenso Organisationen, Institutionen und politische Entscheidungstragende. Die Bedingungen, unter denen Technik entsteht, sind nicht neutral. Zeitdruck, begrenzte Mittel, Ausschreibungsverfahren, gesetzliche Vorgaben und wirtschaftliche Interessen prägen maßgeblich, welche Lösungen als realisierbar und gesellschaftlich wünschenswert gelten. Wer Inklusion von Anfang an mitdenken will, muss auch diese Rahmenbedingungen kritisch reflektieren. Verantwortung für soziale Wirkungen kann nicht an technische Verfahren oder automatische Prozesse abgegeben werden. Sie bleibt eine gemeinsame Aufgabe aller Beteiligten.

Gleichzeitig sind neue Formen der Mitgestaltung erforderlich. Menschen mit Behinderungen, ältere Personen, Kinder, psychisch belastete Menschen sowie Personen mit komplexem Unterstützungsbedarf oder besonderen Kommunikationsformen müssen von Anfang an einbezogen werden. Es genügt nicht, sie erst am Ende zu beteiligen. Ihre Erfahrungen sind keine Ausnahmeerscheinungen, sondern eine Ressource für inklusive Lösungen. Was für eine einzelne Person unzugänglich ist, stellt häufig auch für andere ein Hindernis dar. Umgekehrt gilt, dass eine zugängliche Gestaltung vielen Menschen den Zugang erleichtert, nicht nur den direkt Betroffenen.

Diese Überlegungen verdeutlichen, dass Inklusion den Ausgangspunkt jeder Gestaltung darstellt, die Teilhabe ermöglichen soll. Intelligente Inklusion bezeichnet daher keine technische Methode, sondern eine Haltung. Sie zeigt sich darin, wie Probleme verstanden, Fragen formuliert und Systeme entworfen werden. Ziel ist nicht, für andere zu entscheiden, sondern gemeinsam mit ihnen Lösungen zu entwickeln. Statt Sonderwegen braucht es digitale Räume, in denen Vielfalt vorausgesetzt und aktiv einbezogen wird.

Der Begriff „Intelligente Inklusion" wird in diesem Essential erstmals als eigenständiges Konzept eingeführt und definiert. Er bezeichnet einerseits den bewussten Einsatz intelligenter Systeme zur Unterstützung von Teilhabe im Alltag.

Andererseits steht er für einen gesellschaftlichen Zugang zur Vielfalt, der Barrierefreiheit, Selbstbestimmung und soziale Gerechtigkeit als verbindlichen Gestaltungsauftrag versteht. Intelligente Inklusion bedeutet, Barrierefreiheit nicht nachträglich einzufügen, sondern von Beginn an mitzudenken. Sie wird damit zu einem konzeptionellen Prinzip, das die Entwicklung digitaler Systeme grundlegend prägt.

Die Idee intelligenter Inklusion versteht Gestaltung als relationale Aufgabe. Systeme entstehen nicht isoliert, sondern innerhalb gesellschaftlicher Strukturen und Gewohnheiten. Erwartungen, Interessen, Normen und Routinen prägen mit, wie Technik entwickelt wird. Entscheidend ist, wer dabei mitgestalten kann und auf welcher Grundlage Entscheidungen getroffen werden. Intelligente Inklusion meint daher nicht nur barrierefreies Design, sondern eine bewusste Öffnung technischer Entwicklungsprozesse für vielfältige Perspektiven. Wenn bestimmte Stimmen in diesen Prozessen nicht vorkommen, gehen Erfahrungen und Sichtweisen verloren, und gerade diese können für inklusive Lösungen entscheidend sein.

Fehlende Perspektiven in der Technikentwicklung sind kein Randphänomen, sondern spiegeln wiederkehrende Muster. Entwicklungsprozesse folgen häufig technischen, ökonomischen oder regulatorischen Logiken. Nutzende werden nicht als Mitgestaltende verstanden, sondern als modellierte Zielgruppen. So entstehen Systeme, die sich an Durchschnittswerten oder funktionalen Standards orientieren. Abweichungen gelten dann nicht als Impuls zur Verbesserung, sondern als Störfaktor. Doch gerade was als Ausnahme erscheint, weist darauf hin, dass Vielfalt zu wenig berücksichtigt wurde.

Diese Dynamik zeigt sich auch in Organisationen. Viele Digitalisierungsprozesse orientieren sich an der Idee der Skalierbarkeit. Lösungen sollen möglichst breit einsetzbar, effizient wartbar und standardisiert integrierbar sein. Inklusive Anforderungen gelten dabei oft als Sonderfall. Was nicht nahtlos eingepasst werden kann, wird ausgelassen oder später oberflächlich ergänzt. Ein solcher Umgang mit Vielfalt als Abweichung führt zu strukturellen Benachteiligungen und zu wachsendem Misstrauen. Menschen wenden sich von technischen Lösungen ab, wenn ihre Perspektiven keine Rolle spielen. Dabei geht wertvolles Erfahrungswissen verloren, das für inklusive Gestaltung entscheidend wäre.

Um solchen Ausschlüssen entgegenzuwirken, braucht es neue Formen der Reflexion und Verantwortung. Es sollte offengelegt werden, welche Annahmen in Systeme einfließen und wem sie nutzen. Diese Auseinandersetzungen sind nicht immer bequem, aber unverzichtbar, um Ungleichheiten im digitalen Wandel zu vermeiden. Ziel ist nicht, Schuld zuzuweisen, sondern Gestaltungsspielräume bewusst gemeinsam zu nutzen. Technische Systeme sind keine Naturgesetze. Sie können verändert werden, wenn ihre Entstehungsbedingungen hinterfragt und ihre sozialen Wirkungen sichtbar gemacht werden.

Ein anschauliches Bild illustriert diese Haltung: Künstliche Intelligenz verhält sich wie ein lernendes Kind. Sie orientiert sich an dem, was Menschen ihr vorgeben, und übernimmt deren Werte, Annahmen und Sichtweisen. Dadurch spiegelt sie nicht nur Fähigkeiten, sondern auch Vorurteile, blinde Flecken und Ausschlüsse. Die Verantwortung für diese Wirkungen liegt bei den Menschen, die sie entwickeln und einsetzen. Es genügt nicht, Systeme effizient oder leistungsfähig zu gestalten. Entscheidend ist, ob sie zu einer Gesellschaft beitragen, in der Vielfalt geachtet und Teilhabe verlässlich ermöglicht wird.

Dieses Essential eröffnet eine Reihe von Beiträgen, die sich mit der Frage beschäftigen, wie Inklusion im digitalen Wandel verantwortungsvoll gestaltet werden kann. Die neunteilige Reihe „Inklusion und KI" beleuchtet das Thema aus unterschiedlichen Perspektiven. Sie ist in drei thematische Schwerpunkte gegliedert. Die ersten drei Essentials zu den Grundlagen schaffen ein gemeinsames Verständnis für zentrale Begriffe, ethische Orientierungen und kritische Perspektiven auf Ausschlüsse. Die drei Essentials zu den Lebenswelten widmen sich konkreten Anwendungsfeldern wie Bildung, Alltag und Gestaltungspraxis. Die abschließenden Essentials behandeln strategische und organisatorische Fragen, etwa zur technischen Fundierung, zur institutionellen Verantwortung und zur politischen Steuerung. Jedes Essential ist eigenständig lesbar und in sich abgeschlossen. Zusammen bilden sie eine fundierte Orientierung für alle, die Technik inklusiv, gerecht und zugänglich gestalten möchten.

Das vorliegende Essential bietet eine Einführung in grundlegende Herausforderungen und Möglichkeiten intelligenter Inklusion. Es richtet sich an Fachkräfte, an Personen aus der Praxis, an Verantwortliche in der Systementwicklung, an politisch Entscheidende, an Studierende, an interessierte Begleitende sowie an Menschen mit eigener Erfahrung von Ausgrenzung. Es wendet sich an alle, die sich mit der Frage befassen, wie Technik menschenfreundlich, gerecht und zugänglich gestaltet werden kann. Dabei verzichtet dieser Band bewusst auf technische Detailanalysen, abstrakte Ethikdiskurse oder politische Programmatik. Stattdessen bietet er Orientierung durch Analyse, Kontextualisierung und Öffnung von Perspektiven.

Ausgangspunkt der Betrachtung ist die Verbindung von technischer Entwicklung und sozialer Verantwortung. Wer Systeme entwirft, entscheidet mit darüber, wie Gesellschaft funktioniert. Diese Verantwortung lässt sich weder an Technik delegieren noch auf spezialisierte Fachpersonen beschränken. Sie muss breit diskutiert und gemeinsam getragen werden. Voraussetzung ist, dass digitale Gestaltung nicht als Expertendomäne verstanden wird, sondern als gesellschaftlicher Aushandlungsprozess. Intelligente Inklusion verlangt neue Formen der Zusammenarbeit. Dazu gehören transdisziplinäres Arbeiten, partizipative Verfahren, Offenheit für Irritationen und die Bereitschaft, Perspektiven einzubeziehen, die bisher übersehen oder ausgeschlossen wurden.

Dieses Essential ist so aufgebaut, dass Lesende schrittweise an diese Sichtweise herangeführt werden. Das erste Kapitel beschreibt die Ausgangslage und zeigt, warum ein Perspektivwechsel notwendig ist. Das zweite Kapitel klärt zentrale Begriffe und legt theoretische Grundlagen. Das dritte Kapitel analysiert Mechanismen digitaler Exklusion und untersucht strukturelle Bedingungen für Teilhabe. Das vierte Kapitel stellt Konzepte inklusiver Technikgestaltung vor und erläutert Prinzipien, Methoden und Bedingungen für gelingende Umsetzung. Das abschließende Kapitel reflektiert die Haltung intelligenter Inklusion als fortlaufende Aufgabe, ergänzt durch Überlegungen zu Weiterentwicklung, Verantwortung und Gestaltungsspielräumen.

Diese Gliederung folgt dem Anspruch, nicht nur Probleme zu benennen, sondern auch Wege für inklusive Praxis aufzuzeigen. Wer dieses Essential liest, erhält keine einfachen Antworten, sondern Werkzeuge, um Haltungen, Vorhaben und Strukturen weiterzuentwickeln. Intelligente Inklusion beginnt nicht bei der Technik, sondern bei der Bereitschaft, Vielfalt anzuerkennen und daraus Konsequenzen für Gestaltung, Zusammenarbeit und Verantwortung abzuleiten.

Die Reihe „Inklusion und KI" ist nicht zufällig entstanden. Sie ist das Ergebnis intensiver Recherchen, zahlreicher Gespräche und auch einer gewissen Unzufriedenheit. Immer wieder haben wir von Anbietern digitaler Systeme gehört, dass Menschen mit Behinderungen nicht zur Zielgruppe gehörten. Für uns, die wir täglich mit genau diesen Menschen arbeiten, war das unverständlich und verletzend. Wir wissen, wie stark digitale Barrieren Teilhabe behindern und welches Potenzial sich eröffnen würde, wenn Technologien von Beginn an inklusiv gedacht würden. Diese Reihe ist unsere Antwort und zugleich eine Einladung, Vielfalt von Anfang an in die Gestaltung einzubeziehen.

Was intelligente Inklusion bedeutet: Grundlagen und Begriffe

2

Inhaltsverzeichnis

2.1 Warum Begriffe Klarheit schaffen müssen

Begriffe sind mehr als bloße Etiketten: Sie tragen Bedeutungen, prägen Deutungsmuster und eröffnen Handlungsspielräume. Wer von Inklusion, Barrierefreiheit oder Teilhabe spricht, ruft damit nicht nur Konzepte auf, sondern auch Erwartungen, Erfahrungen und gesellschaftliche Aushandlungsprozesse. Gerade in interdisziplinären Feldern wie der intelligenten Inklusion, wo Technik, Soziale Arbeit, Bildung, Politik und Selbstvertretung zusammenkommen, entscheidet die sprachliche Präzision darüber, ob Verständigung gelingt oder Missverständnisse dominieren.

In der Praxis zeigt sich schnell, wie unterschiedlich selbst vertraute Begriffe verstanden werden. Für manche bedeutet Inklusion ein schulisches Integrationsmodell, für andere ein umfassendes Menschenrecht, für wieder andere bleibt sie ein vager Anspruch, der zusätzlichen Aufwand bedeutet. Auch Barrierefreiheit erhält je nach Kontext verschiedene Deutungen: Mal als bauliche Zugänglichkeit, mal als digitale Nutzbarkeit, mal als kommunikative Anschlussfähigkeit. Diese Vielfalt ist produktiv, solange sie bewusst reflektiert wird. Ohne Klärung jedoch wird sie zum Hindernis, insbesondere, wenn verschiedene Disziplinen mit eigenen Sprachtraditionen zusammentreffen. Dann entstehen leicht Missverständnisse, die Fehlentwicklungen nach sich ziehen können, vor allem in digitalen Transformationsprozessen, in denen technisches Design und soziale Anforderungen eng verflochten sind.

Ein Beispiel macht die Tragweite deutlich: Wird Barrierefreiheit ausschließlich technisch verstanden, richten sich Maßnahmen auf Bedienbarkeit und Systemkompatibilität. Unberücksichtigt bleiben jedoch soziale, kulturelle, ökonomische und kognitive Barrieren, die durch implizite Nutzungserwartungen oder unsichtbare Ausschlussmechanismen entstehen. Vergleichbar verhält es sich mit dem Begriff Inklusion. Wird er auf individuelle Anpassung reduziert, rückt das Verhalten der betroffenen Person in den Mittelpunkt, während strukturelle Rahmenbedingungen aus dem Blick geraten. Ohne begriffliche Klärung bleibt offen, worauf sich Maßnahmen beziehen sollen, wer Verantwortung übernimmt und nach welchen Kriterien Erfolg bewertet wird.

Auch im politischen Raum zeigt sich diese Unschärfe. In Strategiepapieren, Förderprogrammen oder Gesetzestexten tauchen Begriffe wie Teilhabe, Barrierefreiheit oder inklusive Digitalisierung häufig undefiniert auf. Das eröffnet zwar Spielräume für Interpretation, erschwert aber die praktische Umsetzung. Fachkräfte müssen die Begriffe eigenständig füllen, was widersprüchliche Erwartungen, parallele Strukturen oder unverbindliche Maßnahmen zur Folge hat. Für Menschen, die auf inklusive Lösungen angewiesen sind, entstehen dadurch Unsicherheit und ungleiche Ausgangsbedingungen.

Hinzu kommt, dass technologische und soziale Fachsprachen selten miteinander verknüpft werden. In der Technikentwicklung ist die Rede von Usability, Anwendungsfällen, Systemarchitekturen oder Schnittstellenlogik. In Pädagogik und Sozialer Arbeit hingegen dominieren Begriffe wie Bedürfnislage, Beziehungsarbeit, Lebensweltorientierung oder Diversitätenorientierung. Ohne gemeinsame Verständigung entsteht kein kooperativer Gestaltungsprozess. Begriffe können in diesem Spannungsfeld verbinden oder trennen. Deshalb ist es notwendig, zentrale Konzepte intelligenter Inklusion so zu formulieren, dass sie in allen beteiligten Feldern verständlich und anschlussfähig bleiben.

Dieses Kapitel verfolgt das Ziel, einen solchen Orientierungsrahmen zu schaffen. Es erläutert nicht nur, was mit Begriffen wie Inklusion, Barrierefreiheit, Assistenz oder Partizipation gemeint ist, sondern zeigt auch auf, wodurch sie sich unterscheiden und warum gerade diese Differenzen für die digitale Gestaltung von Teilhabe entscheidend sind. Der Anspruch liegt in der Schaffung einer gemeinsamen Grundlage, die Verständigung erleichtert, Zusammenarbeit ermöglicht und praktische Orientierung gibt. Denn intelligente Inklusion braucht nicht nur Haltung, Technik und Strukturen, sondern ebenso eine Sprache, die Kommunikation und gegenseitiges Verstehen fördert.

2.2 Was Inklusion, Integration, Assistenz und Barrierefreiheit unterscheidet

Die Auseinandersetzung mit intelligenter Inklusion verlangt eine präzise Unterscheidung zentraler Begriffe. Inklusion ist nicht gleich Integration, Barrierefreiheit nicht gleich Assistenz, und technische Unterstützung bedeutet nicht automatisch gesellschaftliche Teilhabe. Diese Differenzierungen sind entscheidend, weil sie unterschiedliche Ziele, Haltungen und Handlungsstrategien sichtbar machen.

Integration bezeichnet historisch den Versuch, Menschen, die als abweichend gelten, in bestehende Strukturen einzufügen. Die Struktur selbst bleibt dabei unverändert. Die Verantwortung liegt unausgesprochen bei den Integrierten, die sich anpassen und auf diese Weise anschlussfähig sein sollen. Inklusion kehrt diesen Blickwinkel um. Sie stellt nicht das Individuum, sondern das System in den Mittelpunkt. Die entscheidende Frage lautet nicht, wie eine Person in eine vorhandene Struktur passt, sondern ob diese überhaupt geeignet ist, Vielfalt zuzulassen. Ziel ist die Veränderung institutioneller Rahmenbedingungen, nicht die Korrektur individuellen Verhaltens oder ein bloßer Nachteilsausgleich.

Barrierefreiheit wird häufig auf technische Anforderungen reduziert, etwa auf bauliche Zugänglichkeit, nutzerfreundliche Oberflächen oder die Kompatibilität mit Hilfsmitteln. Diese Maßnahmen sind zwar notwendig, greifen jedoch zu kurz. Barrierefreiheit bedeutet mehr als die Erfüllung von Normen. Sie ist ein Gestaltungsprinzip, das unterschiedliche Voraussetzungen aktiv berücksichtigt. Wird sie auf eine Checkliste technischer Merkmale verkürzt, verliert sie ihren emanzipatorischen Charakter. Im Sinne intelligenter Inklusion bedeutet Barrierefreiheit daher, digitale Systeme von Beginn an so zu entwickeln, dass Vielfalt Teil ihrer Grundlogik ist.

Assistive Technologien, also Hilfsmittel zur individuellen Kompensation von Einschränkungen, eröffnen vielen Menschen wichtige Zugänge. Doch Assistenz ersetzt keine Inklusion. Wenn Teilhabe nur durch ständige Unterstützung möglich ist, verweist dies meist auf ein nicht inklusiv gestaltetes System. Langfristig braucht es beides: Individuelle Hilfen, wo nötig, und Strukturen, die Offenheit ermöglichen.

Die begriffliche Unterscheidung zeigt: Inklusion ist kein Nachteilsausgleich, sondern Ausdruck eines Gerechtigkeitsprinzips. Wer sie missversteht, riskiert

Maßnahmen, die Ausgrenzungen nicht beseitigen, sondern lediglich verschieben oder verdecken. Diese Gefahr ist im digitalen Wandel besonders groß, da technologische Entwicklungen schneller verlaufen als gesellschaftliche Aushandlungsprozesse.

Für die digitale Gestaltung hat das erhebliche Konsequenzen. Integrationslogiken entwickeln Lösungen für bestimmte Zielgruppen, während inklusive Prinzipien Räume schaffen, in denen Vielfalt selbstverständlich ist. Barrierefreiheit darf deshalb nicht nur als technisches Qualitätsmerkmal gelten, sondern muss als sozialer Anspruch umgesetzt werden. Intelligente Inklusion verlangt, diese Unterschiede zu erkennen, kritisch zu prüfen und daraus konkrete Gestaltungskriterien abzuleiten.

In der Umsetzung heißt das: Digitale Systeme müssen von Beginn an so konzipiert sein, dass sie Vielfalt aktiv ermöglichen. Diese Haltung reicht von der Zielformulierung bis zur Bewertung der Ergebnisse. Nur wenn Inklusion als strukturelle Aufgabe verstanden wird, kann sie im digitalen Raum wirksam werden.

2.3   Inklusion im digitalen Raum

Das Leben spielt sich heute nicht mehr getrennt in analogen und digitalen Sphären ab, beide sind eng verwoben. Ob im Lernen, Arbeiten, in der Verwaltung, in Freizeit oder Gesundheitsversorgung: Digitale Technologien bestimmen mit, wie wir Zugang zu Informationen erhalten, uns beteiligen oder ausgeschlossen werden. Der digitale Raum ist damit zu einer sozialen Wirklichkeit mit eigenen Regeln, Chancen und Hürden geworden. Inklusion in diesem Kontext bedeutet weit mehr als technische Anschlussfähigkeit. Sie verlangt gerechten Zugang zu Ressourcen, Entscheidungsprozessen, kultureller Repräsentation und gesellschaftlicher Sichtbarkeit.

Begriffe wie Teilhabe, Zugang und Selbstbestimmung erhalten in digitalen Kontexten neue Bedeutungen. Teilhabe meint nicht nur die Nutzung vorhandener Angebote, sondern auch Mitgestaltung bei ihrer Entwicklung. Zugang umfasst Verständlichkeit, Relevanz und soziale Anschlussfähigkeit, nicht allein die Verbindung zum Netz. Selbstbestimmung schließt die Kontrolle über Daten, Identitäten und Handlungsspielräume ein. Werden diese Dimensionen ignoriert, reduziert sich digitale Inklusion auf bloße Bedienbarkeit.

Barrieren treten im digitalen Raum oft unsichtbar auf: Durch implizite Standards, algorithmische Vorauswahl, intransparente Datenflüsse oder normative Erwartungen an Sprache, Verhalten und Mediennutzung. Besonders betroffen sind Menschen, deren Lebenssituationen von den gängigen Modellen abweichen, etwa Personen mit Behinderungen, geringem Einkommen, migrationsbedingten Sprachhürden, psychischen Belastungen oder unsicherem Wohnstatus. Für sie wird digitale Technik leicht zur Hürde oder sogar zum Kontrollinstrument. Vor diesem Hintergrund gewinnt der Begriff digitale Gerechtigkeit an Bedeutung. Er fragt nicht nur nach der Verteilung von Geräten oder Internetzugängen, sondern nach den Bedingungen, unter denen Technologien sinnvoll, sicher und selbstbestimmt genutzt werden können. Damit geraten soziale, physische, kulturelle und strukturelle Faktoren in den Blick: Wer kontrolliert Datenflüsse? Wer legt die Regeln digitaler Kommunikation fest? Wer profitiert von Automatisierung, und wer verschwindet dadurch aus dem Blickfeld? Inklusion im digitalen Raum setzt voraus, dass solche Fragen systematisch gestellt und bearbeitet werden.

Zugleich zeigt sich, dass technische Nutzungsfreundlichkeit allein keine Inklusion gewährleistet. Ein System kann formal barrierefrei sein und dennoch Ausschlüsse hervorrufen, wenn es Sprachkompetenzen, Lesefähigkeiten, Medienroutinen oder bestimmte Interaktionsformen voraussetzt. Umgekehrt kann ein technisch weniger perfektes System sozial anschlussfähig sein, wenn es auf klare Kommunikation, Beziehungsethik, begleitende Unterstützung oder motorische Zugänglichkeit setzt. Die Grenze zwischen technischer und sozialer Barriere bleibt durchlässig und markiert eine der größten Aufgaben intelligenter Inklusion.

Inklusion im digitalen Raum erfordert deshalb ein erweitertes Verständnis von Zugang. Es reicht nicht, bestehende Systeme an Normen anzupassen; vielmehr müssen diese Normen selbst kritisch überprüft werden. Inklusive Gestaltung setzt voraus, Unterschiedlichkeit als Ressource zu begreifen. Digitale Anwendungen sind soziale Möglichkeitsräume. Die Frage lautet nicht, wie alle integriert werden, sondern wie Technik so entwickelt wird, dass sie Vielfalt als Grundlage anerkennt.

2.4 Grundlagen der KI ohne Fachsprache erklärt

Künstliche Intelligenz gilt als ein zentraler Treiber der digitalen Transformation. Sie beeinflusst gesellschaftliche Prozesse in nahezu allen Bereichen und bleibt zugleich ein schwer zugängliches technisches Fachgebiet. Gerade in inklusiven Kontexten ist es entscheidend, ein grundlegendes Verständnis ihrer Funktionsweise zu vermitteln, auch ohne technisches Vorwissen vorauszusetzen. Wer nicht nachvollziehen kann, wie KI arbeitet, kann ihre Auswirkungen auf Inklusion und soziale Chancengleichheit kaum einschätzen. Dieses Kapitel bietet daher einen niedrigschwelligen Einstieg in die Arbeitsweise von KI, mit besonderem Fokus auf soziale Bedeutungen und Gestaltungsspielräume.

Im Kern arbeiten Anwendungen der künstlichen Intelligenz mit Mustern. Sie verarbeiten große Mengen an Daten wie Texte, Bilder, Sprache oder Bewegungsabläufe und suchen darin nach wiederkehrenden Strukturen. Diese Muster werden nicht von Menschen vorgegeben, sondern vom System selbst erkannt, verarbeitet und verstärkt. Je mehr Daten es bearbeitet, desto genauer lassen sich typische Abläufe identifizieren und Abweichungen erfassen. Auf dieser Grundlage entstehen Modelle, mit deren Hilfe Wahrscheinlichkeiten berechnet und Entscheidungen vorbereitet werden. So kann beispielsweise ermittelt werden, welcher Text gemeint ist, welche Bewegung zu einem bestimmten Zielverhalten passt oder welche Kombination von Symptomen auf ein Risiko hinweist.

Dieser Lernprozess unterscheidet sich grundlegend von klassischer Programmierung, bei der Regeln im Voraus festgelegt werden. Stattdessen entwickelt sich das Verhalten eines Systems aus der Analyse und Verknüpfung großer Datenmengen. Die Qualität der Ergebnisse hängt davon ab, welche Daten genutzt werden, wie sie ausgewählt wurden, ob sie vollständig oder verzerrt vorliegen und welche Muster in ihnen enthalten sind. Fehlen bestimmte Gruppen in den Trainingsdaten, werden sie später nicht erkannt. Enthalten die Daten Vorurteile, werden diese übernommen und fortgeschrieben. Wenn sie fast ausschließlich aus standardisierten Alltagssituationen stammen, bleiben Abweichungen unsichtbar.

Daraus folgt: KI ist weder neutral noch objektiv, auch wenn sie oft so dargestellt wird. Sie spiegelt gesellschaftliche Realitäten und kann bestehende Ungleichheiten verstärken. Für inklusive Gestaltung reicht es daher nicht, nur technische Funktionen zu betrachten; ebenso wichtig ist ein kritischer Blick auf Datenquellen, Zielsetzungen und mögliche Folgen. Technik ist immer auch eine soziale Frage.

In der Praxis wird dies in vielen Lebensbereichen sichtbar. In Bildungskontexten unterstützen KI-Systeme Lehrkräfte bei der Analyse von Lernverläufen, können jedoch zu Fehleinschätzungen führen, wenn sprachliche, soziale oder kulturelle Unterschiede unberücksichtigt bleiben. In der Arbeitsvermittlung übernehmen intelligente Anwendungen die Auswahl von Bewerbungen, orientieren sich aber häufig an Durchschnittsprofilen und blenden Vielfalt aus. In der Pflege berechnen digitale Lösungen Unterstützungsbedarfe, übersehen jedoch komplexe Lebenslagen, die sich nicht standardisiert erfassen lassen. In der Kommunikation helfen KI-gestützte Anwendungen beim Übersetzen, Vorlesen oder Visualisieren, verfälschen jedoch Inhalte, wenn Mehrdeutigkeit und Vielfalt nicht berücksichtigt werden.

Deshalb ist es notwendig, ein breites und niedrigschwelliges Verständnis darüber zu entwickeln, wie KI-Systeme lernen und wirken. Es genügt nicht, sich allein auf technische Fachleute zu verlassen. Wer inklusiv gestalten will, muss erkennen, dass jede Entscheidung über Trainingsdaten, Kategorien, Einteilungen oder Zielvorgaben zugleich eine soziale Entscheidung ist. Nur wer dieses Verständnis mitträgt, kann mitgestalten und Verantwortung übernehmen. Intelligente Inklusion verlangt deshalb nicht nur, KI zu nutzen, sondern sie kritisch und kontextsensibel zu gestalten und in soziale Beziehungen einzubetten. Nur unter diesen Voraussetzungen wird Technik zum Werkzeug der Teilhabe.

Diese Beispiele verdeutlichen, wie eng technologische Entwicklungen und soziale Fragen miteinander verwoben sind. Damit Inklusion im digitalen Wandel nicht an mangelnder begrifflicher Klarheit scheitert, ist ein gemeinsamer Orientierungsrahmen erforderlich.

2.5 Warum wir einen gemeinsamen Rahmen brauchen

Intelligente Inklusion bewegt sich an der Schnittstelle von Technik, sozialer Praxis und Politik. Jede dieser Ebenen folgt eigenen Logiken und Sprachen, genau darin liegen die Spannungen. Was technisch als effizient gilt, kann in der Praxis zur Barriere werden; was politisch als Fortschritt erscheint, führt im Alltag zu Ausgrenzungen. Ohne gemeinsame Bezugspunkte laufen viele Initiativen ins Leere. Ein klarer begrifflicher Rahmen ist daher keine theoretische Spielerei, sondern Voraussetzung für wirksame Zusammenarbeit.

In technischen Entwicklungsprozessen dominieren Begriffe wie Effizienz, Leistung, Optimierung oder Stabilität. Pädagogische und soziale Kontexte richten sich hingegen an Beziehung, Vertrauen, Teilhabe und Selbstbestimmung aus. Politische Strategien orientieren sich häufig an Förderlogiken, rechtlichen Vorgaben und dem Prinzip der Skalierbarkeit. Treffen diese Ebenen nicht aufeinander, entstehen Missverständnisse. Es werden intelligente Anwendungen entwickelt, die an den Bedürfnissen der Menschen vorbeigehen, Maßnahmen beschlossen, deren technische Umsetzung unsicher ist, oder Programme aufgelegt, die keine nachhaltige Wirkung entfalten. Die Folgen sind Frustration, Verschwendung von Ressourcen, wachsendes Misstrauen und gesellschaftliche Ermüdung.

Ein gemeinsamer begrifflicher Rahmen kann solchen Entwicklungen entgegenwirken. Er schafft Orientierung, verbessert Verständigung und erleichtert Kooperation durch eine gemeinsame Sprache. Begriffe wie Inklusion, Barrierefreiheit, digitale Teilhabe oder assistive Technologie müssen so gefasst werden, dass sie in Technik, Praxis und Politik gleichermaßen anschlussfähig bleiben. Ziel ist nicht, Unterschiede einzuebnen. Unterschiedliche Perspektiven sind notwendig und bereichernd, doch sie brauchen einen Dialog, um wirksam werden zu können. Nur dann entsteht gemeinsames Gestalten.

Diese Notwendigkeit betrifft auch die Essentials-Reihe selbst. Sie verfolgt das Ziel, eine gemeinsame Sprache für intelligente Inklusion zu entwickeln. Die neun Bände richten sich an Menschen aus verschiedenen Disziplinen, Berufen und Praxisfeldern. Jedes Essential widmet sich einem spezifischen Schwerpunkt, von grundlegenden Begriffen über ethische Orientierungen bis hin zu Anwendungsfeldern wie Bildung, Alltag, Organisation oder Technik. Alle Bände verbindet ein gemeinsames Grundverständnis: Inklusion ist keine Zusatzanforderung, sondern eine Voraussetzung. Technik ist nicht neutral, sondern gesellschaftlich geprägt. Teilhabe ist kein freiwilliger Mehrwert, sondern ein Recht.

Die Einführung eines konzeptuellen Rahmens ist deshalb eine praktische Grundlage für gelingende Gestaltung. Er gibt Fachkräften Sicherheit in der digitalen Transformation, unterstützt Entwicklungsteams bei der Übernahme von Verantwortung und bietet politischen Entscheidungsträger*innen Orientierung für zukunftsgerichtete Strategien. Ein gemeinsamer Rahmen ersetzt die kritische Auseinandersetzung nicht, er ermöglicht sie erst. Intelligente Inklusion braucht Haltung und Handlung, ebenso aber eine Sprache, die Orientierung schafft. Sie ist kein Selbstzweck, sondern ein Werkzeug, um Verantwortung zu teilen und digitale Räume so zu gestalten, dass niemand ausgeschlossen bleibt.

Digitale Exklusion verstehen: Mechanismen und Muster

3

Inhaltsverzeichnis

3.1 Wie Exklusion durch Technik entstehen kann

Digitale Technologien entscheiden zunehmend darüber, wie Menschen Zugang zu Informationen, Dienstleistungen oder gesellschaftlicher Teilhabe erhalten. Hinter jeder Anwendung stehen Annahmen darüber, wer die Nutzenden sind, welche Kenntnisse und Ressourcen sie mitbringen und wie sie sich verhalten sollen. Diese impliziten Vorstellungen bestimmen Navigation, Tempo, Sprache, Bedienlogik oder Sicherheitsmechanismen. Wer dem vorausgesetzten Profil entspricht, findet sich zurecht. Wer abweicht, stößt auf Hindernisse, nicht aus mangelnder Kompetenz, sondern weil abweichende Bedarfe im Design nicht mitgedacht wurden.

Ein Beispiel für ein solches Muster ist das Bild des „Standardnutzers". Es speist sich aus Marktlogiken und Routinen der Entwicklungsarbeit: Gemeint ist eine Person, die technikaffin, sprachlich sicher, visuell orientiert, kognitiv belastbar, zeitlich flexibel und ökonomisch abgesichert ist. Dieses Ideal wird selten benannt, prägt aber Gestaltung und Logik digitaler Angebote. Die unausgesprochene Botschaft lautet: Teilhabe gelingt, wenn sich Menschen an die Funktionsweise der Systeme anpassen, nicht umgekehrt.

A. Lübken und M. Wiemer, *KI-Grundlagen und Perspektiven verstehen,*
essentials, https://doi.org/10.1007/978-3-662-72372-2_3

Die Folgen lassen sich an alltäglichen Oberflächen beobachten. Schaltflächen sind zu klein oder zu dicht angeordnet, Texte überfordern durch Komplexität, Abläufe lassen keine Zwischenschritte zu, Fristen erzwingen schnelle Reaktionen, Auswahlmenüs verlangen eindeutige Entscheidungen. Auch Sprache wirkt selektiv: Wer amtliche Formulierungen nicht versteht, bleibt schon am Einstieg hängen. Wer auf Gebärdensprache, Leichte Sprache oder unterstützte Kommunikation angewiesen ist, findet oft keine passende Schnittstelle.

Die Konsequenz ist Ausgrenzung. Betroffen sind besonders Menschen mit Sinnes-, Lern-, Mobilitäts- oder psychischen Beeinträchtigungen, ältere Menschen mit anderen digitalen Vorerfahrungen, Personen mit Migrationshintergrund oder Sprachbarrieren, Menschen mit geringem Einkommen, prekären Wohnsituationen oder begrenzter formaler Bildung. Für sie klaffen Anforderungen und Lebensrealitäten weit auseinander. Exklusion entsteht hier nicht aus Ablehnung, sondern aus strukturellem Nicht-Mitdenken.

Die Ursachen reichen tiefer als die sichtbare Oberfläche. Fehlende Vielfalt in Entwicklungsteams blendet bestimmte Perspektiven aus. Datensätze aus homogenen Nutzungskontexten verengen die Grundlage für Entscheidungen. Testphasen mit zu engen Zielgruppen lassen wichtige Rückmeldungen ungehört. Wird Barrierefreiheit erst nachträglich berücksichtigt, verkommt sie zum Notbehelf. Wenn wirtschaftliche Effizienz Vorrang hat, rücken passgenaue Lösungen schnell in den Hintergrund.

Hinzu kommt, dass viele Systeme auf Daten beruhen, die bestehende Ungleichheiten fortschreiben. Algorithmen übernehmen Ausschlüsse, wenn sie aus historischen Entscheidungen lernen. Automatisierte Bewerbungsverfahren priorisieren formale Kriterien und ignorieren individuelle Kontexte. Übersetzungsdienste stützen sich auf standardsprachliche Normen und lassen Mehrsprachigkeit oder Dialekte außen vor. Navigationssysteme setzen visuelle Orientierung voraus und benachteiligen damit blinde Personen. Solche Beispiele verdeutlichen: Exklusion ist kein Zufall, sondern Ergebnis von Entscheidungen und damit prinzipiell veränderbar.

Digitale Anwendungen bevorzugen das Messbare, Standardisierbare und Vergleichbare. Inklusion erfordert jedoch, auch das Nicht-Sichtbare einzubeziehen: Unsicherheiten, Unterbrechungen, emotionale Belastungen, institutionelle Erfahrungen. Mit der Gestaltung digitaler Systeme wird festgelegt, welche Gruppen sichtbar werden und wie handlungsfähig sie sich fühlen. Die Wirkung reicht weit über einzelne Anwendungen hinaus. Wenn Menschen immer wieder erleben, nicht mitgedacht zu sein, verändert das ihr Selbstbild. Vertrauen geht verloren und gesellschaftliche Spannungen nehmen zu.

Darum ist es notwendig, Mechanismen digitaler Ausgrenzung bewusst zu ana-
lysieren. Viele Hindernisse ließen sich vermeiden, wenn implizite Annahmen
offengelegt, vielfältige Perspektiven einbezogen und Barrierefreiheit als Gestaltungsprinzip von Beginn an berücksichtigt würden. Intelligente Inklusion setzt
voraus, diese Muster nicht nur zu erkennen, sondern auch kritisch zu hinterfragen
und Technik als gestaltbaren sozialen Raum zu verstehen.

3.2   Unsichtbare Hürden im Alltag

Digitale Exklusion zeigt sich oft nicht in offensichtlichen Verboten, sondern in
unscheinbaren Details, die den Zugang erschweren oder blockieren. Solche Barrieren beruhen weniger auf Technik selbst als auf impliziten Erwartungen im
Umgang mit digitalen Medien. Wer diese Voraussetzungen nicht erfüllt, erlebt
Überforderung, Irritation oder Ausschluss, häufig, ohne die Ursache klar benennen zu können.

Viele Anwendungen setzen stillschweigend ein hohes Maß an digitaler Routine, sprachlicher Sicherheit, kognitiver Flexibilität und motorischer Feinsteuerung
voraus. Von Nutzenden wird erwartet, zwischen Fenstern zu wechseln, komplexe
Texte schnell zu interpretieren oder Informationsräume zügig zu durchdringen.
Für Menschen mit kognitiven, sprachlichen oder körperlichen Einschränkungen
wird die Nutzung dadurch mühsam oder unmöglich.

Schon kleine Gestaltungsdetails können ausreichen, um den Zugang zu ver-
sperren: Ein unbeschrifteter Button, eine unübersichtliche Seite, ein knapp
gesetztes Zeitfenster. Auch psychische Faktoren wirken mit. Angst vor Fehl-
bedienungen, Überforderung durch Informationsfluten oder wiederholte Miss-
erfolge in Verwaltungsportalen führen dazu, dass Angebote gemieden werden,
nicht aus Desinteresse, sondern aus einer belastenden Erfahrung heraus.

Sprachlich-kulturelle Hürden verstärken dies. Viele Systeme setzen voraus, dass Nutzende Verwaltungssprache, Fachbegriffe und implizite
Kommunikationsmuster beherrschen. Menschen mit geringen Deutschkennt-
nissen, anderen Sprachgewohnheiten oder bildungsbenachteiligten Biografien
scheitern daran, obwohl sie bereit wären zu lernen. Besonders deutlich wird dies
bei Formularen und Anmeldesystemen, die Lernprozesse gar nicht ermöglichen.

Auch das Tempo digitaler Abläufe erzeugt Ausschlüsse. Anwendungen sind
oft auf Geschwindigkeit, Linearität und ständige Aktivität ausgelegt. Wer mehr
Zeit benötigt, scheitert an automatischen Abbrüchen oder fehlenden Zwischen-
speicherungen. Diese Mechanismen beruhen nicht auf Absicht, spiegeln aber eine
Nutzerlogik wider, die Routine und Schnelligkeit privilegiert.

Gestalterische Faktoren verstärken die Probleme. Kontrastarme Farbwahl, unlogische Tastaturnavigation oder dekorative, aber nicht funktionale Icons erschweren insbesondere Menschen mit Sehbeeinträchtigungen oder neurodiversen Wahrnehmungsmustern die Orientierung. Personen im Autismus-Spektrum berichten von Reizüberflutung durch bewegte Elemente oder Schwierigkeiten, zwischen relevanten und irrelevanten Informationen zu unterscheiden. Solche Hürden sind selten geplant, wirken jedoch real. Sie verdeutlichen, dass Inklusion nicht allein von technischen Standards abhängt, sondern auch von gestalterischer Sensibilität und sozialer Empathie.

Ein wesentliches Problem bleibt der Anpassungsdruck. Von Nutzenden wird erwartet, sich den Systemen zu fügen; adaptive Strukturen, die sich an Fähigkeiten und Lebenslagen orientieren, sind selten. Dabei ließen sich durch einfache Maßnahmen, wie alternative Sprachen, flexible Darstellung, anpassbare Abläufe, multimodale Interaktion, viele Hindernisse vermeiden. Sie gelten jedoch häufig als Sonderlösung statt als Bestandteil inklusiver Gestaltung.

Die Folgen sind gravierend: Menschen erleben sich als unzulänglich, obwohl das Problem im System liegt. Sie ziehen sich zurück, bevor Nutzung überhaupt beginnt. Wer über Bildungskapital, digitale Erfahrung und sprachliche Sicherheit verfügt, profitiert, andere bleiben außen vor. Solche Unterschiede erscheinen in Statistiken kaum, prägen jedoch reale Teilhabechancen.

Digitale Inklusion verlangt deshalb mehr als technische Funktionalität. Entscheidend ist, ob Systeme sozial anschlussfähig sind. Gestaltung muss als Beziehung verstanden werden, nicht als einseitige Vorgabe. Wirkliche Teilhabe entsteht dort, wo Menschen sich gesehen, verstanden und berücksichtigt fühlen.

3.3   Wer ausgeschlossen wird und warum

Digitale Exklusion trifft nicht zufällig, sondern folgt erkennbaren Mustern, die an soziale, körperliche, sprachliche oder kulturelle Merkmale gebunden sind. Sichtbar werden diese Strukturen oft erst in konkreten Nutzungssituationen oder durch wiederholte Erfahrungen des „Nicht-Mitgemeint-Seins". Um wirksame Gegenstrategien zu entwickeln, ist es entscheidend zu verstehen, welche Gruppen besonders betroffen sind und welche systemischen Bedingungen dies begünstigen.

Menschen mit Behinderungen bilden keine Randgruppe, sondern eine große Bevölkerungsgruppe. In Deutschland leben rund acht Millionen Personen mit amtlich anerkannter Schwerbehinderung, das entspricht etwa 9,4 % der Bevölkerung. Rechnet man weniger stark ausgeprägte Beeinträchtigungen hinzu, ist etwa jede sechste Person betroffen, mit steigender Tendenz. Viele Behinderungen entstehen im Laufe des Lebens, etwa durch Krankheiten oder Unfälle. Sie sind daher keine Ausnahme, sondern eine alltägliche gesellschaftliche Realität. Die Altersstruktur spielt eine wichtige Rolle für digitale Teilhabe. Rund zwei Drittel aller Menschen mit Schwerbehinderung in Deutschland sind älter als 65 Jahre, der größte Anteil gehört zur Gruppe der 75- bis 85-Jährigen. Diese Entwicklung wirkt sich erheblich aus. Jüngere Menschen gelten oft als routiniert im Umgang mit digitalen Medien, doch ältere Personen stoßen weit häufiger auf Barrieren. Sie kämpfen mit der Bedienung von Geräten, mit unübersichtlichen Benutzeroberflächen oder mit schwer verständlicher Sprache und Symbolik. Wo Schnittstellen nicht altersgerecht und barrierefrei entworfen sind, werden ganze Bevölkerungsgruppen ausgeschlossen.

Diese Barrieren sind keine abstrakte Gefahr, sondern vielfach Realität. Eine bundesweite Erhebung (IKK classic 2024) zur gesundheitlichen Versorgung zeigt, dass Menschen mit Behinderung deutlich häufiger als andere von Hindernissen beim Zugang zu medizinischen Leistungen, digitalen Gesundheitsangeboten und behördlicher Kommunikation berichten. Digitale Dienste wie Videosprechstunden, Online-Terminvergaben oder eRezepte werden zwar immer häufiger angeboten, bleiben aber vielen unzugänglich. Häufig fehlen barrierefreie Oberflächen, unterstützende Assistenzfunktionen oder verständlich aufbereitete Informationen. Auch der Umgang mit Formularen, Authentifizierungsverfahren oder sprachlich komplexen Nutzerführungen stellt für viele eine systematische Hürde dar. Besonders betroffen sind ältere Personen, Menschen mit komplexen Einschränkungen sowie Personen mit geringem technischem Vorwissen. Die daraus resultierende Nichtnutzung ist nicht Ausdruck von Desinteresse, sondern Folge fehlender struktureller Passung. Gerade dort, wo digitale Lösungen neue Chancen eröffnen könnten, wirken sie ausschließend, wenn Vielfalt nicht mitgedacht wird.

Auch die Vielfalt der Beeinträchtigungsarten unterstreicht die Notwendigkeit differenzierter Lösungen. Etwa 58 % aller dokumentierten Schwerbehinderungen betreffen körperliche Funktionen, rund 13 % beziehen sich auf Seh- oder Hörbeeinträchtigungen, etwa zehn Prozent auf psychische oder geistige Einschränkungen. Diese Verteilungen machen deutlich: Es gibt nicht die eine Behinderung und nicht die eine technische Lösung. Menschen mit Sehbeeinträchtigungen benötigen sprachgestützte Oberflächen, während Personen mit kognitiven Einschränkungen auf klare Strukturen, einfache Sprache und reduzierte Informationsdichte angewiesen sind. Eine inklusive Technik muss dieser Vielfalt gerecht werden.

Auch die Dynamik des demografischen Wandels verschärft die Herausforderung. Mit einer alternden Gesellschaft steigt die Zahl der Menschen mit

Unterstützungsbedarf, ebenso aber auch der Anspruch an eine funktionierende, zugängliche und intuitive digitale Infrastruktur. Inklusion ist damit nicht nur eine menschenrechtliche Frage, sondern ebenso eine soziale, ökonomische und technologische Notwendigkeit.

Diese statistischen Einblicke sind mehr als eine Illustration. Sie bilden die Grundlage für den Grundgedanken dieses Buches: Digitale Systeme müssen sich an der realen Vielfalt menschlicher Lebenslagen orientieren, nicht an idealisierten Nutzerbildern. Inklusion beginnt mit der Anerkennung von Unterschiedlichkeit. Sie gelingt nur, wenn Technik nicht normierend wirkt, sondern Spielräume eröffnet.

Zu den am stärksten betroffenen Gruppen gehören Menschen mit Behinderungen. Ihre digitale Ausgrenzung beginnt oft schon bei der Zugänglichkeit, etwa wenn Webseiten nicht mit Screenreadern kompatibel sind, Untertitel fehlen, Eingabefelder nicht über die Tastatur erreichbar sind oder visuelle Kontraste unzureichend sind. Doch damit endet es nicht. Zahlreiche Systeme gehen davon aus, dass ihre Nutzenden visuell, auditiv, motorisch und kognitiv uneingeschränkt leistungsfähig sind. Diese impliziten Erwartungen blenden die Unterschiedlichkeiten menschlicher Fähigkeiten aus. Wer auf Assistenz angewiesen ist, wird häufig durch Sicherheitsabfragen blockiert. Besonders deutlich zeigt sich das bei CAPTCHAs, die eigentlich dem Schutz digitaler Systeme dienen. Sie verlangen das Erkennen von Bildern oder verzerrten Zeichen und setzen damit visuelle sowie kognitive Fähigkeiten voraus, die nicht allen Menschen zugänglich sind. Screenreader stoßen hier an Grenzen, unterstützende Technologien versagen häufig, und alternative Eingaben funktionieren nicht zuverlässig. Was als Sicherheitsmaßnahme gedacht ist, entwickelt sich so zur unüberwindbaren Hürde. Wer alternative Kommunikationsformen nutzt, findet darüber hinaus keine passende Schnittstelle. Menschen mit Behinderungen berichten regelmäßig von digitalen Demotivationen, nicht weil sie Technik ablehnen, sondern weil sie systematisch nicht mitgedacht werden.

Auch ältere Menschen sind besonders gefährdet, ausgeschlossen zu werden. Das liegt weniger an körperlichen Einschränkungen als an Medienbiografien, geringerer digitaler Selbstverständlichkeit und anderen Alltagserfahrungen. Viele sind motiviert, digitale Angebote zu nutzen, stoßen jedoch auf Systeme, die auf Schnelligkeit, Symbolverständnis oder Sprachmuster setzen, die ihnen fremd sind. Schulungsangebote bleiben oft unzureichend, wenn sie sich allein auf technische Abläufe beschränken, ohne soziale Zugehörigkeit zu stärken. Fehlende Geräte, geringe Unterstützung im sozialen Umfeld oder technikferne Lebensräume erschweren den Zugang zusätzlich. Rückzug aus digitalen Räumen wird dann fälschlich als mangelndes Interesse gedeutet.

Weitere Risikogruppen sind Menschen mit geringen formalen Bildungs-abschlüssen oder mit biografischen Brüchen. Sie bringen oft andere Lese-strategien, Sprachmuster und Erwartungen mit, als digitale Systeme voraussetzen. Wer sich in verschachtelten Texten verliert, Formulare nicht versteht oder nicht weiß, was verlangt wird, erlebt digitale Technik als nicht barrierefrei. Dieser Ausschluss verschärft sich, wenn unterstützende Angebote fehlen, beschämend wirken oder Defizite unterstellen. Auch hier liegt das Problem nicht bei den Personen, sondern in der Gestaltung der Systeme.

Besonders oft übersehen werden Menschen mit Fluchterfahrung, Migrations-hintergrund oder einer anderen sprachlichen Herkunft. Sie sind mehrfach benachteiligt: Sprachlich, rechtlich, kulturell und wirtschaftlich. Systeme, die auf einsprachige Standardnutzung setzen, schließen sie faktisch aus. Selbst wenn Übersetzungsfunktionen vorhanden sind, fehlt es häufig an sozio-kultureller Kompatibilität. Begriffe, Symbole, Abläufe und Interaktionslogiken folgen Erwartungen, die nicht universell sind. Diese Hürden lassen sich nicht allein durch Sprache überwinden, sondern nur durch partizipative Gestaltung und kulturelle Öffnung.

Ein weiterer Risikofaktor ist die soziale Lebenslage. Menschen in Armut oder prekären Wohnverhältnissen verfügen oft weder über stabile Internetver-bindungen, ausreichendes Datenvolumen, aktuelle Geräte noch über ruhige Umgebungen für digitale Interaktion. Sie haben kaum Möglichkeiten, bei Problemen kurzfristig Unterstützung zu erhalten. Gerade sie wären auf einfache, verständliche und fehlertolerante Systeme angewiesen. Stattdessen begegnet ihnen eine digitale Architektur, die hohe Selbstverantwortung und schnelle Reaktionsfähigkeit voraussetzt. So wird digitale Teilhabe zu einem Privileg, obwohl sie gesellschaftlich längst Standard sein sollte.

Diese Gruppen sind nicht aus prinzipieller Technikferne unterrepräsentiert. Sie werden systematisch ausgeschlossen oder mit Anforderungen konfrontiert, die nicht zu ihren Lebensrealitäten passen. Ihre Erfahrungen fließen selten in Daten ein. Die meisten KI-Systeme werden auf Basis von Nutzungsdaten trainiert, in denen diese Gruppen fehlen. Wer eine Anwendung nicht nutzen kann, erscheint nicht in den Trainingsdaten. Wer anders kommuniziert oder andere Reaktionsmuster hat, wird als Abweichung markiert oder als Fehler gewertet. Solche Systeme lernen, diese Menschen zu ignorieren. Ihr Ausschluss wird damit nicht nur fortgeschrieben, sondern systematisch vertieft.

Dieser Effekt wird durch stereotype Trainingsmuster verstärkt. Systeme orientieren sich an durchschnittlichen Verhaltensweisen, doch dieser Durchschnitt ist keine Realität, sondern Ausdruck bestehender Normen, Mehrheitsverhalten und Machtverhältnisse. Wer davon abweicht, gilt als unpassend. Die Folgen sind abwertende Einschätzungen, falsche Zuordnungen oder unfaire Entscheidungen. Beispiele reichen von automatisierten Bewerbungsprozessen über algorithmische Kreditbewertungen bis hin zu schulischen Förderdiagnosen oder medizinischen Risikoeinschätzungen. Diese Beispiele zeigen: Daten gestalten mit. Sie entscheiden darüber, was als relevant gilt, wer Unterstützung erhält und welche Wege als gangbar erscheinen.

Die Wirkung solcher Mechanismen bleibt häufig verborgen. Sie wird individuell erlebt, obwohl sie strukturell verursacht ist. Viele Menschen machen sich selbst verantwortlich, wenn sie scheitern. Sie vermuten fehlende Kompetenz, mangelndes Wissen oder persönliche Schwäche. Tatsächlich liegt das Problem in einer Systemlogik, die sie nicht berücksichtigt. Dieses Missverständnis ist gefährlich. Es schwächt Vertrauen, verstärkt Rückzug, erzeugt das Gefühl von Ausgrenzung und vertieft Ungleichheiten. Menschen wenden sich nicht aus Desinteresse ab, sondern aus Erfahrung.

Intelligente Inklusion erfordert deshalb, sichtbar zu machen, wer fehlt, warum Menschen scheitern und was dies mit der Architektur digitaler Systeme zu tun hat. Nicht die Nutzenden sind das Problem, sondern die Bedingungen, unter denen Technik entsteht. Wer diese Bedingungen verändern will, braucht Wissen über die Mechanismen digitaler Exklusion. Dieses Wissen beginnt mit Fragen wie: Wer kommt in den Daten nicht vor? Wer wird nicht gefragt? Und was lernen Systeme aus diesem Schweigen?

3.4   Gesellschaftliche Folgen digitaler Ungleichheit

Digitale Exklusion ist kein Randthema. Sie reicht weit über individuelle Nutzungshindernisse hinaus und prägt grundlegende gesellschaftliche Strukturen. Wenn bestimmte Gruppen dauerhaft von digitalen Entwicklungen ausgeschlossen bleiben, entstehen neue Formen sozialer Ungleichheit. Diese sind nicht nur Spiegel bestehender Benachteiligungen, sondern verstärken aktiv gesellschaftliche Spaltungen. Technik wird so nicht zum Mittel der Lösung, sondern zur Ursache wachsender Differenzen.

Besonders problematisch ist die Verstetigung bestehender Ausschlüsse. Wer heute durch fehlende Zugänge von Informationen, Dienstleistungen oder gesellschaftlicher Teilhabe ausgeschlossen wird, bleibt morgen bei Weiterentwicklungen ebenfalls unberücksichtigt. Diese Logik ist zirkulär: Systeme lernen aus dem Verhalten ihrer Nutzenden. Wer nicht vorkommt, wird nicht mitgelernt. Wer nicht mitgelernt wird, bleibt unsichtbar. Auf diese Weise werden Unterschiede nicht abgebaut, sondern systematisch reproduziert. Menschen, deren

Lebensrealitäten in normierten Datensätzen nicht erfasst sind, verschwinden nicht nur aus den Systemen, sondern auch aus dem gesellschaftlichen Bewusstsein. Ein weiteres Risiko liegt in der Verschiebung von Verantwortung. Technik erscheint als vermeintlich objektive Entscheidungsinstanz und blendet soziale Kontexte aus. Entscheidungen, die früher von Menschen getroffen und verantwortet wurden, werden an Algorithmen delegiert. Das entlastet Institutionen, führt jedoch zu einem Verlust an Transparenz, Erreichbarkeit und Korrekturmöglichkeiten. Wer aufgrund einer Systementscheidung abgelehnt wird, hat häufig keine Chance, den Prozess nachzuvollziehen oder anzufechten. Ungleichbehandlung wird dadurch entpersonalisiert und zugleich schwerer angreifbar.

Diese Dynamik verändert nicht nur individuelle Lebenswege, sondern auch institutionelle Routinen, politische Steuerungslogiken und gesellschaftliche Deutungsmuster. Technik wird als neutral angesehen, ihre Ergebnisse als objektiv. Systeme, die reibungslos funktionieren, gelten als zuverlässig. Gerade diese Reibungslosigkeit ist jedoch problematisch, weil sie bestehende Probleme verdeckt. Was früher durch persönliche Ansprechpartner vermittelt wurde, übernehmen heute regelbasierte Abläufe, in denen individuelle Besonderheiten keinen Platz haben. Soziale Dienste, Bildungseinrichtungen und Verwaltungen werden zunehmend durch Technik geprägt, oftmals jedoch ohne eine bewusste Auseinandersetzung mit den gesellschaftlichen Implikationen.

Hinzu kommt ein wachsendes Misstrauen gegenüber digitalen Angeboten. Menschen, deren Bedürfnisse, Fähigkeiten oder Kommunikationsformen wiederholt ignoriert wurden, ziehen sich zurück. Sie verzichten auf digitale Teilhabe, obwohl sie ihnen zusteht. Dieser Rückzug verstärkt soziale Spaltungen, da digitale Räume für manche selbstverständlich, für andere jedoch Orte der Verunsicherung sind. Was als Fortschritt gilt, wird auf diese Weise zu einer neuen Form von Diskriminierung.

Digitale Ungleichheit zeigt sich nicht nur im Alltag, sondern auch in ökonomischen Konsequenzen. Wer keinen Zugang zu digitalen Bildungsangeboten hat, kann seine beruflichen Chancen nur eingeschränkt nutzen. Wer Verwaltungsprozesse nicht digital erledigen kann, verliert Zeit, Geld und Handlungsmöglichkeiten. Wer in digitalen Plattformen unsichtbar bleibt, ist im Wettbewerb benachteiligt. Diese Effekte verstärken sich gegenseitig: Sie vergrößern Armut, vertiefen Bildungslücken und erhöhen das Risiko struktureller Benachteiligung. Zugleich entsteht eine neue Form sozialen Kapitals, das auf digitaler Anschlussfähigkeit basiert. Es ist jedoch ungleich verteilt, konzentriert bei Menschen, die mit Technik aufgewachsen sind, in ressourcenstarken Umfeldern leben und auf tragfähige Unterstützungsnetzwerke zurückgreifen können.

Die gesellschaftliche Folge ist ein tiefgreifender Wandel in der Verteilung von Chancen und Sichtbarkeit. Wer digital kompetent ist, kann sich besser positionieren, Anliegen überzeugender vertreten und Einfluss auf Entwicklungen nehmen. Wer ausgeschlossen bleibt, verliert nicht nur den Zugang zur Technik, sondern auch zur Gesellschaft. Das betrifft politische Mitbestimmung, zivilgesellschaftliches Engagement und kulturelle Teilhabe. Digitale Exklusion wird dadurch zu einer zentralen Frage demokratischer Gleichheit.

Auch die soziale Kohäsion leidet. Solidarität lebt von geteilten Räumen, in denen Unterschiedlichkeit anerkannt und Austausch ermöglicht wird. Wenn digitale Räume zunehmend exklusiv gestaltet sind, verschwinden diese gemeinsamen Erfahrungsräume. Missverständnisse häufen sich, Vorurteile verfestigen sich, Polarisierung nimmt zu. Das Vertrauen in digitale Angebote sinkt und mit ihm das Vertrauen in gesellschaftliches Miteinander.

All dies zeigt: Digitale Exklusion darf nicht als technisches Randproblem betrachtet werden. Sie ist ein strukturelles Phänomen mit weitreichenden Folgen. Wer sie abbauen will, braucht mehr als technische Korrekturen. Erforderlich ist ein Bewusstsein dafür, wie gesellschaftliche Ungleichheit durch Technik reproduziert wird. Es braucht die Einsicht, dass technische Systeme immer in soziale Zusammenhänge eingebettet sind. Und es braucht die Bereitschaft, digitale Gestaltung als Aushandlungsprozess zu verstehen, der nicht nur effizient, sondern vor allem gerecht sein muss.

Kapitel drei hat verdeutlicht, wie digitale Exklusion entsteht, welche Gruppen besonders betroffen sind und welche gesellschaftlichen Folgen sich daraus ergeben. Die folgenden Kapitel wenden sich der Frage zu, wie digitale Systeme anders gestaltet werden können, nicht als Sonderlösungen für Einzelne, sondern als gemeinsame Infrastrukturen für alle.

Voraussetzungen für intelligente Inklusion: Haltung und Gestaltung

4

Inhaltsverzeichnis

4.1 Warum Technik nicht neutral funktionieren kann

Die Vorstellung, dass Technik objektiv und unabhängig von menschlichen Wertentscheidungen agiert, ist weit verbreitet. Sie wird gestützt durch Bilder von Maschinenlogik, Datenanalyse und Effizienzsteigerung, die scheinbar ohne menschliches Zutun Ergebnisse hervorbringen. Doch diese Vorstellung ist trügerisch. Technik entsteht nie kontextfrei, sondern ist stets eingebettet in soziale, kulturelle und ökonomische Zusammenhänge. Jede Entscheidung über eine Funktion, ein Design, einen Datensatz oder eine Systemlogik ist auch eine Entscheidung über Ausschlüsse und Machtverhältnisse. Technik ist somit gestaltete Wirklichkeit.

Schon die Frage, welches Problem durch sie bearbeitet werden soll, ist nicht rein technischer Natur. Sie spiegelt Vorstellungen darüber, was als problematisch gilt, für wen eine Lösung relevant ist und welche Wege gesellschaftlich bevorzugt werden. Diese Entscheidungen werden von Entwicklungsteams, Auftraggebenden oder politischen Instanzen getroffen und sind damit normativ geprägt. Wenn etwa ein Algorithmus zur Bewerberauswahl entwickelt wird, basiert er auf einer bestimmten Vorstellung davon, was als „geeignete" Qualifikation gilt. Diese

Vorgabe bestimmt, welche Daten als wichtig gelten, wie Kategorien gebildet werden und welche Lebensläufe von vornherein benachteiligt sind. Technik erscheint dadurch sachlich, setzt aber in Wahrheit normative Maßstäbe.

Auch Entscheidungen über Benutzerführung, Sprache oder Interaktionsmöglichkeiten sind nicht wertfrei. Sie entscheiden darüber, wer sich zurechtfindet, wer sich ausgeschlossen fühlt und welche Gruppen sich wiederfinden. IT-gestützte Verfahren, die auf Geschwindigkeit, lineare Abläufe und standardisierte Menüs setzen, gehen davon aus, dass alle Menschen diese Logik beherrschen. Wer davon abweicht, wird ausgebremst. Solche Effekte entstehen nicht aus bewusster Ausgrenzung, sondern oft aus eingeschliffenen Routinen, Zeitdruck oder einer homogenen Perspektive in Entwicklungsteams. Dennoch haben sie konkrete Folgen für die Teilhabe.

Die Implementierung digitale Struktur verlangt deshalb nach Verantwortung. Wer sie entwickelt, ist zuständig für ihre Wirkung, nicht nur in rechtlicher oder wirtschaftlicher Hinsicht, sondern auch in sozialer Hinsicht. Technische Systeme sind immer Teil gesellschaftlicher Ordnungsbildung. Sie strukturieren Handlungsspielräume, setzen Standards und prägen Erwartungen. Diese Wirkung kritisch zu reflektieren ist der erste Schritt zu intelligenter Inklusion.

Verantwortungsvolle Gestaltung bedeutet, im Vorfeld zu überlegen, welche Wirklichkeit ein System hervorbringt. Sie prüft, welche Gruppen mitgedacht wurden, welche fehlen und wie die Herkunft der Daten, die Kategorienbildung und die Anschlussfähigkeit der Interaktion zu bewerten sind. Dabei ist entscheidend, ob ein System flexibel genug bleibt, um Unterschiedlichkeit zu berücksichtigen. Die Gestaltung wird so als soziale und kulturelle Aufgabe sichtbar.

Die Delegation von Verantwortung an technische Lösungen ist trügerisch. Automatisierte Abläufe verdecken, dass auch sie menschengemachte Setzungen fortschreiben. Ein Algorithmus trifft keine eigenen Entscheidungen, er folgt Vorgaben, die von Menschen gemacht wurden. Intelligente Inklusion fordert deshalb die Rücknahme dieser Delegation: Technik darf Entscheidungsprozesse unterstützen, sie aber nicht von menschlichem Urteil, Erfahrungswissen und sozialer Einbettung entkoppeln.

Von besonderer Bedeutung ist die Aufmerksamkeit für langfristige Wirkungen. Technische Entscheidungen entfalten ihre Folgen oft erst im alltäglichen Gebrauch, in institutionellen Routinen oder in späteren Weiterentwicklungen. Systeme, die heute hilfreich erscheinen, können morgen neue Hürden schaffen. Was im Moment als Innovation gefeiert wird, kann später zu struktureller Ausgrenzung führen. Verantwortliche Gestaltung erfordert daher vorausschauendes Denken, kontinuierliches Beobachten und die Bereitschaft, Anpassungen vorzunehmen.

Technologie bleibt veränderbar, wenn sie als soziale Praxis verstanden wird. Damit ist nicht gemeint, dass jede Entscheidung fehlerfrei sein muss, wohl aber, dass digitale Systeme transparent, überprüfbar und korrigierbar bleiben. Intelligente Inklusion setzt deshalb auf Offenheit für Unterschiedlichkeit, für Kritik und für kontinuierliche Weiterentwicklung. Technologische Entwicklungen dürfen sich nicht allein an Funktionalität orientieren, sondern müssen immer auch Fragen der Gerechtigkeit berücksichtigen.

Wer digitale Infrastrukturen als naturgegeben und neutral betrachtet, verkennt ihre Wirkung. Wer sie hingegen als gesellschaftliche Verantwortung begreift, erkennt Gestaltungsspielräume und leistet einen Beitrag zu sozialer Gerechtigkeit. Inklusion beginnt dort, wo Technologien nicht als unveränderliches Faktum akzeptiert werden, sondern als gestaltbare Realität. Dieses Verständnis bildet die Grundlage für die folgenden Abschnitte, in denen Vielfalt, Partizipation, Beziehung und Prozesshaftigkeit als zentrale Elemente intelligenter Inklusion entfaltet werden.

4.2 Vielfalt als Ausgangspunkt und nicht als Ausnahme

In Entwicklungsprozessen digitaler Systeme wird Unterschiedlichkeit noch immer oft als Sonderfall behandelt. Meist entsteht ein System zunächst für eine angenommene Durchschnittsperson, Abweichungen werden erst im Nachhinein durch Zusatzlösungen kompensiert. Diese Logik ist weit verbreitet, greift aber zu kurz. Der Normalfall ist die gesellschaftliche Heterogenität. Menschen unterscheiden sich in Fähigkeiten, Erfahrungen, Lebenslagen und Ausdrucksformen.

Die Orientierung am Durchschnitt führt in der Praxis zur Überrepräsentation bestimmter Gruppen. Sichtbar werden vor allem junge, männliche, technikaffine Menschen mit höherer Bildung, die sich in ihrer Lebensweise an der Mehrheitsgesellschaft orientieren. Andere Lebenswelten und Perspektiven verschwinden, weil sie in den Entwicklungsprozessen fehlen. Dies gilt nicht nur für die Nutzung digitaler Systeme, sondern auch für ihre Planung, Programmierung, Testung und Evaluation.

Vielfalt muss deshalb von Beginn an präsent sein. Sie beginnt bei den Teams, die Technik entwerfen. Homogene Teams entwickeln einseitige Annahmen, Zielbilder und Routinen. Diversität hingegen erweitert den Blick, korrigiert Betriebsblindheit und erhöht nachweislich die Qualität von Lösungen. Entscheidend ist, Diversität nicht nur auf Geschlecht oder Herkunft zu beziehen, sondern auch auf

Lebenslagen, Behinderungen, Altersgruppen, Sprachhintergründe und disziplinäre Perspektiven. Je breiter die Erfahrungsbasis, desto tragfähiger sind die Systeme. Ein zentrales Feld ist die Repräsentation in Daten. Viele KI-Systeme beruhen auf Trainingsdaten, die gesellschaftliche Ungleichheiten spiegeln. Fehlen bestimmte Sprachformen, Verhaltensweisen oder Lebensrealitäten, dann verschwinden diese Gruppen aus der Logik des Systems. Betroffen sind etwa Menschen mit Behinderungen, mit migrationsbedingten Biografien, mit nichtstandardsprachlichen Ausdrucksformen oder mit untypischen digitalen Routinen. Solche Systeme interpretieren Vielfalt nicht als Ressource, sondern als Abweichung.

Ein reales Beispiel hat dies eindrücklich gezeigt: Studien belegen (Buolamwini 2018), dass gängige Gesichtserkennungssoftware weiße männliche Gesichter mit einer Genauigkeit von über 99 % erkennt, während die Fehlerquote bei dunkelhäutigen Frauen teilweise über 30 % lag. Ursache war nicht die Technik selbst, sondern die Datenbasis. In den Trainingsdaten dominierten Bilder von hellhäutigen Männern, andere Gesichter kamen zu selten vor. Das Ergebnis war eine systematische Benachteiligung, die niemand explizit gewollt hatte, die aber reale Ausschlüsse und Diskriminierung erzeugte. Dieses Beispiel verdeutlicht, wie selbstverständlich Systeme bestimmte Gruppen ignorieren, wenn Unterschiedlichkeit nicht von Beginn an beachtet wird.

Deshalb ist ein kritisches Datenbewusstsein unverzichtbar. Entscheidend ist nicht die Menge, sondern welche Perspektiven in Datensätzen enthalten sind und welche fehlen. Es gilt, Lücken zu erkennen, alternative Quellen einzubeziehen und seltene oder marginalisierte Phänomene gezielt mitzudenken. Gerade an diesen Rändern der Datenlandschaft werden Exklusionsmechanismen sichtbar. Wer solche Perspektiven ausblendet, stabilisiert strukturelle Blindstellen.

Vielfalt betrifft auch die Modellbildung. Technische Systeme abstrahieren komplexe Wirklichkeiten, indem sie Kategorien, Scores oder Entscheidungspfade generieren. Dabei gehen Nuancen verloren. Je starrer ein Modell, desto weniger bildet es Unterschiedlichkeit ab. Intelligente Inklusion setzt daher auf Modelle, die Ambiguität zulassen. Sie müssen flexibel, kontextsensibel und anpassungsfähig sein. Gemeint ist nicht Beliebigkeit, sondern differenzierte Komplexitätsreduktion. Systeme sollen in der Lage sein, Verschiedenheit zu verarbeiten, statt sie zu glätten.

Heterogenität ist zudem eine Frage der Systemlogik. Strukturen, die auf Vereinheitlichung und Effizienz ausgelegt sind, marginalisieren Unterschiede. Sie bevorzugen Nutzende, die schnell, regelkonform und ressourcenschonend handeln. Wer andere Wege geht, fällt aus dem Raster. Diese Raster gehören kritisch überprüft. Inklusion verlangt Systeme, die verschiedene Interaktionsweisen, Geschwindigkeiten und Perspektiven zulassen.

Dieser Perspektivwechsel betrifft nicht nur die Technik selbst, sondern auch die Organisationen, in denen sie entwickelt wird. Starre Zeitpläne, enge Budgets und regelgebundene Abläufe erschweren die Integration von Vielfalt. Nötig sind Räume für Reflexion, Ressourcen für Mehrsprachigkeit und Strukturen, die auch intersektionale Perspektiven einbeziehen. Ebenso braucht es die Bereitschaft, etablierte Standards zu hinterfragen, wenn sie Vielfalt behindern.

Vielfalt ist kein Hindernis, sondern ein Potenzial. Systeme, die viele Menschen erreichen, sind stabiler, zukunftsfähiger und vertrauenswürdiger. Sie verringern Anpassungsdruck und fördern soziale Teilhabe. Entscheidend ist, dass Vielfalt nicht nur benannt, sondern auch praktisch umgesetzt wird: In Analyse, Planung, Entscheidung und Realisierung. Intelligente Inklusion beginnt dort, wo Unterschiedlichkeit als Ausgangspunkt für gute Gestaltung dient.

4.3 Partizipation und Co-Design

Intelligente Inklusion lässt sich nicht verwirklichen, ohne die Perspektiven jener Menschen einzubeziehen, die selbst von Ausgrenzungen betroffen sind. Technische Lösungen, die für Menschen entwickelt werden, müssen gemeinsam mit diesen Menschen entstehen. Partizipation ist daher kein optionales Extra, sondern Fundament inklusiver Technikgestaltung. Erst wenn Erfahrungen, Bedarfe und Sichtweisen marginalisierter Gruppen systematisch berücksichtigt werden, entstehen Lösungen, die mit den sozialen Realitäten übereinstimmen.

In der Praxis wird Beteiligung jedoch häufig auf ein Minimum reduziert. Oft beschränkt sie sich auf Feedbackrunden am Ende eines bereits weit fortgeschrittenen Entwicklungsprozesses. Betroffene erhalten die Möglichkeit, Produkte zu testen, die längst konzipiert, programmiert und strukturell festgelegt sind. Rückmeldungen beziehen sich dann meist auf Details, nicht mehr auf grundlegende Weichenstellungen. Diese Form der Beteiligung wirkt symbolisch: Sie vermittelt das Gefühl von Einbindung, ohne reale Einflussnahme zu ermöglichen.

Echte Teilhabe setzt deutlich früher an. Sie beginnt bereits bei der Bedarfsanalyse, bei der Definition der Ziele und bei der Festlegung dessen, was überhaupt als Problem gilt. Dabei geht es nicht allein darum, ob ein System funktioniert, sondern ob es die richtigen Fragen stellt. Menschen mit Behinderungen, ältere Personen, Menschen mit Sprachbarrieren, mit Assistenzbedarfen oder mit biografischen Erfahrungen von Ausgrenzung verfügen über unverzichtbares Wissen.

Dieses Wissen ist erfahrungsbasiert und macht sichtbar, wo Systeme versagen, überfordern oder nicht erreichbar sind. Erst wenn es anerkannt und eingebunden wird, können technische Entwicklungen soziale Realität widerspiegeln. Co-Design geht über punktuelle Beteiligung hinaus. Es beschreibt einen Ansatz, in dem Betroffene nicht am Rand, sondern im Mittelpunkt des Entwicklungsprozesses stehen. Ziel ist nicht, gelegentlich Stimmen einzuholen, sondern gemeinsam zu gestalten. Co-Design bedeutet, dass Betroffene als Mitgestaltende beteiligt sind, von der Definition der Funktionen über die Gestaltung der Darstellungen bis zur Erprobung der Abläufe. Sie bringen ein, was sonst übersehen würde, und verändern damit nicht nur das Produkt, sondern auch den Prozess.

Damit Co-Design funktioniert, braucht es bestimmte Prinzipien. Erstens beginnt Beteiligung frühzeitig, nicht erst am Ende. Zweitens erfolgt sie kontinuierlich, mit regelmäßigen Rückkopplungen und Anpassungen. Drittens werden Materialien und Abläufe so gestaltet, dass alle auch mitwirken können, zum Beispiel durch Leichte Sprache, visuelle Mittel oder begleitete Prototypen. Viertens basiert Co-Design auf einem gleichberechtigten Dialog, in dem Erfahrungswissen und Fachwissen denselben Wert haben. Fünftens gilt Offenheit gegenüber Irritation: Kritik, Überraschungen und Reibungen sind keine Störungen, sondern wertvolle Ressourcen.

Diese Prinzipien greifen in allen Phasen. In der Konzeptionsphase helfen Betroffene, reale Nutzungsszenarien zu entwickeln. In der Designphase geben sie Rückmeldungen zu Sprache, Navigation oder visuellen Strukturen. In der Testphase identifizieren sie Hürden, die in standardisierten Verfahren unsichtbar bleiben. In der Evaluation tragen sie dazu bei, Wirkungen einzuschätzen und Prioritäten zu setzen. Auch in Weiterentwicklungen behalten sie eine aktive Rolle.

Partizipation ist damit weit mehr als eine Methode. Sie steht für ein anderes Verständnis von Technikgestaltung: Technik als sozialer Aushandlungsprozess, der Zeit, Haltung und Sensibilität verlangt. Dazu gehört Aufmerksamkeit für leise Stimmen, für ungleiche Ausgangsbedingungen und für Machtasymmetrien. Beteiligung bedeutet Verantwortung für barrierearme Prozesse, für Dialog zwischen unterschiedlichen Wissensformen und für die ernsthafte Anerkennung von Unterschiedlichkeit.

Ein Beispiel aus der Praxis zeigt, wie wirkungsvoll Co-Design sein kann. In einem Projekt zur Entwicklung einer inklusiven Lernplattform wurden Jugendliche mit unterschiedlichen Beeinträchtigungen von Beginn an beteiligt. Schon in der Planungsphase berichteten sie, welche Werkzeuge sie nutzen, wo sie auf Hindernisse stoßen und welche Sprachformen für sie zugänglich sind. Ihre Beiträge führten zu grundlegenden Änderungen: Inhalte wurden modularisiert, Darstellungsformen erweitert, Interaktionen flexibler gestaltet. Die Jugendlichen waren nicht Testpersonen, sondern Mitgestaltende. Ihre Beteiligung war kein Sonderfall, sondern Grundlage des Erfolgs.

Dieses Beispiel steht für ein Verständnis von Technikgestaltung, das Beziehung statt Zuschreibung in den Mittelpunkt rückt. Co-Design ist kein Allheilmittel, doch es eröffnet Gestaltungsräume, in denen Unterschiedlichkeit als Ressource genutzt wird. Intelligente Inklusion braucht solche Räume, nicht als Option, sondern als Voraussetzung.

4.4 Technikentwicklung als Beziehungsgestaltung

Häufig wird Technologie als Werkzeug verstanden, als Instrument zur Problemlösung oder Effizienzsteigerung. Diese Sichtweise blendet jedoch aus, dass jede Mensch-Technik-Interaktion auch eine Form sozialer Beziehung darstellt. Anwendungen, mit denen Menschen täglich interagieren, prägen deren Handlungsspielräume, Kommunikationsweisen und Entscheidungsprozesse. Sie wirken nicht nur funktional, sondern auch relational. Wer digitale Anwendungen gestaltet, gestaltet damit auch die Art und Weise, wie Menschen mit sich selbst, mit anderen und mit Institutionen in Beziehung treten.

Dieses Beziehungsverständnis von Technik ist wesentlich für intelligente Inklusion. Es bedeutet, dass Systeme nicht nur gut funktionieren müssen, sondern auch Vertrauen ermöglichen, Anschluss schaffen und Rückmeldung zulassen. Menschen nutzen sie nie isoliert, sondern immer eingebettet in soziale Kontexte. Ob ein System als hilfreich, verständlich oder gerecht empfunden wird, hängt davon ab, wie es kommuniziert, wie es reagiert und wie es sich an unterschiedliche Nutzungsweisen anpassen kann.

Ein Schlüsselbegriff in diesem Zusammenhang ist die Adaptivität. Plattformen müssen in der Lage sein, sich auf unterschiedliche Menschen einzustellen. Das betrifft nicht nur Einstellungen wie Schriftgröße, Farbkontrast oder Sprachausgabe, sondern auch tiefere Schichten der Interaktion, etwa Geschwindigkeit, Wortwahl, Dialogstruktur oder Rückmeldelogik. Ein digitales Angebot, das unabhängig von Kontext, Fähigkeit oder Situation immer gleich reagiert, wird vielen Menschen nicht gerecht. Intelligente Inklusion verlangt Systeme, die lernen, variieren und sich anpassen können, nicht als technische Spielerei, sondern als soziale Kompetenz.

Verständlichkeit ist ein weiterer wichtiger Aspekt. Systeme müssen so gestaltet sein, dass sie erklärbar sind. Nutzende müssen nachvollziehen können, wie

Entscheidungen zustande kommen, welche Optionen zur Verfügung stehen und welche Folgen bestimmte Eingaben haben. Besonders bei automatisierten Entscheidungen in Verwaltung, Bildung oder Gesundheit ist diese Transparenz entscheidend. Nur wenn Prozesse nachvollziehbar sind, kann Vertrauen entstehen. Und nur wenn Vertrauen vorhanden ist, werden Systeme angenommen und genutzt.

Die Beziehung zwischen Mensch und Technik ist keine Einbahnstraße. Menschen bringen durch Erfahrungen geprägte Erwartungen und Emotionen mit. Sie reagieren nicht nur rational, sondern auch affektiv. Sie spüren, ob sie ernst genommen werden, ob ihre Perspektive berücksichtigt wurde und ob ein System ihnen gegenüber offen oder restriktiv ist. Technik, die Unsicherheit erzeugt, wird gemieden. Technologie, die Orientierung bietet, wird angenommen. Diese Dynamik ist ein wesentliches Gestaltungskriterium.

Aus dieser Perspektive ist digitaler Lösungen immer auch Beziehungsgestaltung. Sie entscheidet mit darüber, wie sich Menschen in diesem Raum bewegen, wie sie mit Informationen umgehen und wie sie Entscheidungen treffen. Sie erfüllen Aufgaben, ohne Anschluss zu schaffen. Inklusion braucht jedoch Anschlussfähigkeit. Sie erfordert Systeme, die nicht nur bedienen, sondern begleiten, die nicht nur reagieren, sondern Resonanz ermöglichen.

Eine besondere Rolle spielt die Kommunikationsstruktur der hier beschriebenen Systeme. Die meisten Anwendungen basieren auf Menüführung, Symbolen oder Eingabemasken, die für geübte Personen mit technischer Erfahrung selbstverständlich sind. Für andere Menschen jedoch sind diese Kommunikationsformen ungewohnt, unverständlich oder überfordernd. Intelligente Lösungen müssen deshalb dialogisch gestaltet sein. Sie sollten unterschiedliche Kommunikationsstile ermöglichen, auf Rückfragen reagieren, Missverständnisse erkennen und Interaktion so gestalten, dass sie als Begegnung wahrgenommen wird.

Auch Fehlerfreundlichkeit ist ein relationales Merkmal. Systeme, die Fehler als Lernanlass nutzen, stärken die Beziehung. Die, die Fehler bestrafen, abbrechen oder blockieren, beschädigen sie. Wer sich in einer Anwendung sicher fühlt, traut sich mehr, lernt schneller und bleibt länger aktiv. Wer sich beobachtet, kontrolliert oder entmündigt fühlt, zieht sich zurück. Diese psychosozialen Dimensionen sind oft unsichtbar, prägen aber die Alltagserfahrung mit Technik entscheidend.

Beziehungsgestaltung betrifft zudem die Frage nach Kontrolle. Nutzende wollen wissen, was Systeme mit ihren Daten tun, wie ihre Eingaben verwendet werden und ob sie Eingriffe rückgängig machen können. Digitale Lösungen, die Kontrolle ermöglichen, stärken Autonomie. Wenn sie jedoch Kontrolle entziehen, erzeugen sie ein Gefühl der Ohnmacht. Intelligente Inklusion verlangt deshalb auch technische Transparenz, Datenschutz als gelebte Praxis und Gestaltung, die Mitsprache erlaubt.

Ein gelungenes Beispiel für Technologie als Beziehungssystem ist die Entwicklung adaptiver Kommunikationshilfen für Menschen mit komplexen Unterstützungsbedürfnissen. In einem Projekt wurden Anwendungen geschaffen, die sich am Kommunikationsverhalten der Nutzenden orientieren, deren bevorzugte Ausdrucksformen lernen und Vorschläge machen, die nicht standardisiert, sondern individuell anschlussfähig sind. Diese Systeme wurden nicht nur getestet, sondern gemeinsam mit den Nutzenden iterativ weiterentwickelt. Die Rückmeldungen zeigten, dass nicht die technische Perfektion entscheidend war, sondern das Gefühl, verstanden zu werden. Vertrauen entstand nicht durch Funktionstiefe, sondern durch das Erleben einer Interaktion.

Dieses Beispiel verdeutlicht, dass Technik nicht nur ein Mittel ist, sondern ein Medium sozialer Wechselwirkung. Inklusion kann nicht gelingen, wenn Technik diese Dimension ignoriert. Sie braucht Systeme, die dialogisch, adaptiv und erklärbar sind. Sie braucht Prozesse, die Nutzende ernst nehmen, ihnen zuhören und auf sie reagieren. Technikentwicklung wird so zu einer Frage der Begegnung und der Bereitschaft, sich auf andere Perspektiven einzulassen. Intelligente Inklusion bedeutet, diese Begegnung nicht dem Zufall zu überlassen, sondern sie bewusst zu gestalten.

Warum Inklusion jetzt gestaltet werden muss

5

Inhaltsverzeichnis

5.1 Verantwortung als Gestaltungshaltung

Die Entwicklung und Anwendung digitaler Technologien ist untrennbar mit Fragen gesellschaftlicher Zuständigkeit verbunden. Technische Systeme entstehen stets in institutionellen, sozialen und politischen Kontexten und entfalten ihre Wirkung entlang dieser Rahmenbedingungen. Die Vorstellung, dass Technik objektiv oder unabhängig sei, ist daher nicht haltbar. Gestaltung in diesem Kontext bedeutet immer auch Gestaltung gesellschaftlicher Wirklichkeit. Diese Aufgabe kann nur gelingen, wenn Zuständigkeit nicht nur anerkannt, sondern aktiv wahrgenommen wird.

Inklusion als Ziel technischer Entwicklung verlangt eine Haltung, die über bloße Funktionalität hinausgeht. Jede Entscheidung über digitale Systeme hat soziale Folgen. Ob eine App barrierefrei ist, ob ein Formular in Leichter Sprache vorliegt oder ob ein Algorithmus differenzierte Daten einbezieht, dies sind keine rein technischen, sondern zutiefst politischen Fragen. Sie betreffen Sichtbarkeit, Teilhabe und Machtverteilung. Wer Systeme plant, entwickelt, einsetzt oder standardisiert, gestaltet damit zugleich gesellschaftliche Zugehörigkeit.

Diese Aufgabe liegt nicht allein bei den Entwicklungsteams. Auch Fachkräfte in sozialen, pädagogischen, medizinischen oder verwaltungstechnischen Berufen prägen maßgeblich, wie Technik in ihren Arbeitsfeldern eingesetzt wird. Sie entscheiden, welche Systeme eingeführt, wie sie begleitet und wie sie reflektiert werden. Ihre Rolle ist nicht nur anwendend, sondern gestaltend. Sie bringen Erfahrungswissen, Nähe zu den betroffenen Gruppen und ein Verständnis für Alltagspraxis ein, Perspektiven, die in technischen Entwicklungsprozessen häufig fehlen.

Auch Organisationen tragen Verantwortung. Ob Bildungsinstitutionen, Wohlfahrtsverbände, Behörden oder Unternehmen, überall dort, wo digitale Systeme implementiert werden, entstehen Handlungsspielräume. Diese können genutzt werden, um inklusive Standards zu setzen, Prozesse partizipativ auszurichten und Technik an reale Bedarfe anzupassen. Notwendig ist dafür nicht nur eine klare Strategie und ausreichende Ressourcen, sondern auch eine Kultur, die Vielfalt als Stärke begreift und soziale Zugehörigkeit nicht hinter technische Innovation zurückstellt.

Politische Entscheidungstragende schließlich schaffen die Rahmenbedingungen, in denen Technik entwickelt, reguliert und finanziert wird. Ihre Weichenstellungen bestimmen, welche Kriterien bei Ausschreibungen gelten, welche Anforderungen an Barrierefreiheit verbindlich sind und welche Förderprogramme Partizipation ermöglichen. Intelligente Inklusion kann sich nur durchsetzen, wenn politische Strukturen diese Haltung unterstützen. Dazu gehören gesetzliche Standards ebenso wie die Förderung von Forschung, Bildung und Praxisentwicklung.

Zuständigkeit in diesem Prozess ist keine abstrakte Größe. Sie zeigt sich konkret: In der Frage, wer bei der Entwicklung einbezogen wird, welche Rückmeldungen Gewicht haben, wie mit Fehlern umgegangen wird und ob Systeme so offen gestaltet sind, dass sie sich weiterentwickeln können. Verantwortung bedeutet, Technik nicht als abgeschlossenes Produkt zu betrachten, sondern als offenes System, das überprüft, angepasst und verbessert wird. Diese Haltung bildet den Kern intelligenter Inklusion.

Ein inklusiver digitaler Wandel braucht mehr als technisches Fachwissen. Er erfordert eine breite Allianz von Beteiligten, die bereit sind, Mitverantwortung zu übernehmen. Einfluss und Ressourcen sind dabei ungleich verteilt, doch alle können dazu beitragen, dass Technik verbindet statt trennt, dass sie öffnet statt ausschließt und dass sie nicht allein effizient, sondern gerecht wirkt.

Inklusion ist kein Spezialthema, keine Zusatzoption und kein Ziel nur für bestimmte Felder. Sie ist eine Querschnittsaufgabe technischer Innovation. Es geht nicht allein um Barrierefreiheit im engeren Sinne, sondern um die grundlegende Frage, wie Gesellschaft im digitalen Wandel gestaltet wird. Ob dieser Wandel neue Chancen für Teilhabe eröffnet oder bestehende Ungleichheiten vertieft, hängt nicht vom technischen Fortschritt ab, sondern von der Haltung derjenigen, die ihn prägen.

Intelligente Inklusion bedeutet, diese Haltung bewusst einzunehmen. Sie fragt nicht nur, was Technik leisten kann, sondern auch, was sie leisten soll. Sie fragt nicht nur, was möglich ist, sondern auch, was notwendig ist. Sie fragt nicht nur, wie Systeme funktionieren, sondern auch, wem sie dienen. Antworten entstehen nicht durch Idealbilder, sondern durch konkrete Entscheidungen in Entwicklung, Anwendung, Begleitung und Reflexion. Diese Haltung ist lernbar. Sie braucht Austausch, Irritation und die Bereitschaft zum Umdenken. Und sie erfordert Mut, nicht nur bestehende Systeme anzupassen, sondern auch neue Wege zu gehen.

Die folgenden Essentials dieser Reihe bieten dafür eine fundierte Grundlage. Sie vertiefen grundlegende Fragen, eröffnen Orientierung und stellen Perspektiven vor, die in der gängigen Technikdebatte oft übersehen werden. Wer weiterliest, erfährt nicht nur, wie sich Inklusion als Haltung denken lässt, sondern auch, wie sie in Daten, in Designprozessen und in alltäglichen Lebensbereichen konkret umgesetzt werden kann. Damit öffnet sich Schritt für Schritt ein Panorama, das zeigt, wie digitale Gesellschaft inklusiv gestaltet werden kann.

5.2 Was die Reihe „Inklusion und KI" leisten will

Die Essentials-Reihe „Inklusion und KI" versteht sich nicht als lose Abfolge von Einzeltexten, sondern als Begleiterin auf dem Weg zu einem inklusiven digitalen Wandel. Sie richtet sich an Fachkräfte, an Verantwortung tragende Personen in Institutionen, an technisch versierte Praktiker*innen und ebenso an alle, die im Alltag erleben, wie digitale Systeme Teilhabe eröffnen oder verhindern. Ihr zentrales Anliegen ist es, digitale Transformation nicht auf technische Funktionalität zu reduzieren, sondern sie als gesellschaftliche Aufgabe zu begreifen, die Gestaltung, Verantwortung und Haltung verlangt.

Jeder Band ist in sich verständlich und sofort nutzbar, zugleich aber Teil eines größeren Zusammenhangs. Wer mehrere Bände liest, erkennt die Linien, die von grundlegenden Begriffen über konkrete Anwendungsfelder bis hin zu politischen Steuerungsfragen reichen. Auf diese Weise entsteht ein Orientierungsrahmen, der sowohl Beratung und Praxis als auch Lehre, Organisationsentwicklung und politische Diskussion inspiriert und bereichert.

Mit dem vorliegenden Auftakt „KI-Grundlagen und Perspektiven verstehen" werden begriffliche und konzeptionelle Grundsteine gelegt. Das Essential öffnet den Blick für Mechanismen digitaler Exklusion und zeigt erste Perspektiven einer verantwortungsbewussten Gestaltung. Mit „KI-Ethik und Verantwortung" rückt anschließend die normative Dimension ins Zentrum. Hier wird sichtbar, dass Technikentwicklung ohne ethische Prinzipien nicht tragfähig sein kann und dass Verantwortung strukturell verankert werden muss, wenn Systeme gerecht wirken sollen. Der dritte Band „KI-Diskriminierung begegnen" verdeutlicht schließlich, wie subtil oder offen Daten und Modelle gesellschaftliche Ungleichheiten fortschreiben können, und eröffnet zugleich Wege, wie faire und nachvollziehbare Systeme entstehen können.

„KI-Inklusive Systeme entwickeln" führt dann mitten hinein in die Fragen von Gestaltung und Interaktion. Barrierefreie Kommunikation, adaptives Design und Prinzipien des Universal Design werden nicht als Zusatz verstanden, sondern als Ausgangspunkt für technische Entwicklung. Einen besonders lebensnahen Akzent setzt „KI-Bildung und Schulentwicklung". Hier wird gezeigt, wie Lehrkräfte, Schulen und Bildungssysteme den digitalen Wandel so gestalten können, dass alle Zugang haben und Lernen als geteilte Erfahrung möglich bleibt.

Mit „KI Selbstbestimmung und Teilhabe im Alltag" verschiebt sich der Blick in die konkrete Lebensrealität. Wohnen, Mobilität, Gesundheitsversorgung oder soziale Begegnung, all diese Bereiche sind geprägt von Technik, die entweder Barrieren abbaut oder neue errichtet. Ergänzend dazu richtet sich „KI Technik verständlich gestalten" an technische Fachpersonen. Robustheit, Transparenz und Adaptivität stehen hier im Mittelpunkt, verbunden mit der Frage, wie Systeme so konzipiert werden können, dass sie von Beginn an inklusiv sind.

Doch Inklusion endet nicht bei einzelnen Anwendungen. „KI-Führungskultur und Prozessmanagement" zeigt, wie Organisationen Verantwortung übernehmen, wie digitale Inklusion strategisch und kulturell verankert werden kann und warum Führungskultur entscheidend für nachhaltige Veränderung ist. Den Schlusspunkt bildet „KI-Politische Leitlinien und Zukunftssicherung". Dieser Band weitet den Blick auf die politische Ebene, wo gesetzliche Rahmenbedingungen, Beteiligungsformate, Indikatoren und Steuerungsinstrumente über die Richtung der digitalen Gesellschaft entscheiden.

Gemeinsam bilden diese neun Essentials ein Gerüst, das Orientierung gibt, Fragen öffnet und Neugier weckt. Sie laden dazu ein, Routinen zu hinterfragen, eigene Projekte kritisch zu prüfen und neue Wege auszuprobieren. Wer sich auf Reihe einlässt, entdeckt, dass Inklusion keine Sonderaufgabe ist, sondern ein Leitmotiv für eine gerechte, offene und zukunftsfähige digitale Gesellschaft.

5.3   Einladung zum Mitdenken und Mitgestalten

Damit die zuvor dargestellten Überlegungen nicht theoretisch verharren, versteht sich die Reihe als Einladung zum aktiven Mitwirken. Inklusion ist kein Ziel, das von einer einzelnen Disziplin oder Institution erreicht werden könnte. Sie entsteht nur dort, wo Zusammenarbeit gelingt, Dialog gepflegt wird und Verantwortung geteilt wird. Wer digitale Technik entwickelt, einführt oder begleitet, gestaltet immer auch gesellschaftliche Wirklichkeit. Diese Wirklichkeit kann offen oder verschlossen, unterstützend oder ausgrenzend geprägt sein. Ob digitale Lösungen Teilhabe eröffnen oder neue Barrieren errichten, entscheidet sich nicht allein am technologischen Fortschritt, sondern an den Haltungen, Prioritäten und Perspektiven derjenigen, die sie gestalten.

Die Reihe „Inklusion und KI" versteht sich deshalb nicht als Nachschlagewerk, sondern als Einladung. Sie fordert dazu auf, Fachgrenzen zu überschreiten, Erfahrungen zu teilen, Perspektiven zu wechseln und Fragen zu stellen, auf die es bislang keine Antworten gibt. Sie richtet sich an Menschen, die bereit sind, Verantwortung anzunehmen und Inklusion als gemeinsame Aufgabe zu begreifen.

Diese Einladung betrifft auch die Art, wie Wissen entsteht und weitergegeben wird. Inklusion verlangt einen bewussten Umgang mit Sprache und Deutung. Es geht nicht darum, ein starres Modell zu liefern, das übernommen werden soll. Entscheidend ist, Räume zu öffnen, in denen unterschiedliche Sichtweisen eingebracht werden können. Dazu gehört, Irritationen zuzulassen, Widersprüche sichtbar zu machen und Unsicherheiten produktiv zu nutzen. Gerade dort, wo Reibung entsteht, öffnen sich neue Erkenntnisse.

Die Essentials sind so gestaltet, dass Wissen nicht nur vermittelt, sondern gemeinsam weiterentwickelt werden kann. Jede Leserin und jeder Leser ist eingeladen, die Inhalte auf die eigene Praxis zu beziehen, kritisch zu prüfen und weiterzuführen. Die Bände bieten Anknüpfungspunkte für Fortbildungen, Projektarbeit, kollegiale Beratung und strategische Entwicklung. Sie sollen Gespräche anregen, wo bisher Schweigen herrschte, und Verständigung ermöglichen, wo Missverständnisse dominierten.

Mitdenken bedeutet, über die eigene Rolle hinauszublicken. Wer Systeme entwickelt, kann reflektieren, welche Vorstellungen von Nutzenden im Design verborgen sind. Wer Bildungsprozesse begleitet, kann prüfen, ob digitale Lernumgebungen wirklich für alle zugänglich sind. Wer politische Entscheidungen vorbereitet, kann bedenken, ob rechtliche Rahmenbedingungen inklusives Handeln unterstützen. Und wer im Alltag mit digitalen Anwendungen arbeitet, kann Rückmeldungen geben, wo Barrieren bestehen, und gemeinsam überlegen, wie sie überwunden werden können.

Mitgestalten heißt, Verantwortung nicht weiterzureichen, sondern aktiv zu
übernehmen. Das beginnt im Kleinen, etwa mit der Wahl barrierefreier Tools,
mit der Einladung marginalisierter Gruppen in ein Projekt oder mit der Reflexion
eigener Routinen. Es kann sich aber auch strategisch entfalten: Durch neue Standards, die Förderung partizipativer Verfahren oder die bewusste Verankerung
von Inklusion in digitalen Agenden.

Solche Prozesse verlangen Zeit, Mut und Bereitschaft zur Veränderung. Sie
brauchen Ressourcen, Unterstützung und klare politische Rahmenbedingungen.
Vor allem aber Menschen, die sich einbringen, zuhören, Fragen stellen und neue
Wege erproben. Menschen, die verstehen, dass intelligente Inklusion kein Zu-
stand ist, sondern ein Prozess, der niemals abgeschlossen ist, aber hier und heute
beginnt.

Die Essentials-Reihe bietet dafür Impulse und Denkanstöße. Sie ist kein Leit-
faden mit festen Schritten, sondern ein Resonanzraum, in dem Erfahrungen, Fragen und Lösungsansätze sichtbar werden. Sie gibt Orientierung, ohne einfache
Rezepte zu versprechen, und ermutigt, das eigene Umfeld kritisch zu betrachten
und neue Handlungsmöglichkeiten zu entwickeln.

Am Ende steht eine klare Botschaft: Intelligente Inklusion ist keine technische
Option, sondern eine gesellschaftliche Notwendigkeit. Wer heute Systeme gestaltet, prägt die Welt von morgen. Ob diese Welt gerecht oder ungleich, offen
oder verschlossen, zugänglich oder ausschließend sein wird, entscheidet sich im
Hier und Jetzt. Dieses Essential versteht sich als Einladung, in den Gestaltungsprozess einzutreten, nicht als Zuschauerin oder Zuschauer, sondern als Mitgestaltende in einer Gemeinschaft, die Vielfalt, Teilhabe und Verantwortung zu-
sammenführt. Zugleich eröffnet es den Ausblick auf die folgenden Bände der
Reihe, in denen sichtbar wird, wie sich diese Verantwortung in Ethik, Design,
Bildung, Alltag, Organisation und Politik konkret umsetzen lässt.

Was Sie aus diesem *essential* mitnehmen können

- Dieses Essential zeigt, dass Künstliche Intelligenz und Inklusion untrennbar zusammengehören und nur gemeinsam gedacht und gestaltet werden können, um Teilhabe im digitalen Zeitalter nachhaltig zu sichern.
- Es macht deutlich, dass Künstliche Intelligenz große Chancen bietet, Teilhabe zu fördern und Barrieren abzubauen, zugleich aber Risiken birgt, neue Formen der Ausgrenzung zu erzeugen, wenn Inklusion nicht von Anfang an mitgedacht wird.
- Es beschreibt, wie technische, gestalterische und partizipative Ansätze dazu beitragen können, digitale Systeme barrierefrei, adaptiv und inklusiv zu entwickeln und einzusetzen.
- Es legt dar, dass Verantwortung, eine inklusive Haltung und strategische Planung die Grundlage dafür sind, dass digitale Entwicklungen Vielfalt anerkennen und soziale Gerechtigkeit fördern.
- Es vermittelt, dass das Essential einen Beitrag dazu leistet, ein Gesamtverständnis für das Zusammenspiel von Technikgestaltung, gesellschaftlicher Verantwortung und intelligenter Inklusion zu entwickeln und Orientierung für die Praxis zu geben.

© Der/die Herausgeber bzw. der/die Autor(en), exklusiv lizenziert an Springer-Verlag GmbH, DE, ein Teil von Springer Nature 2025
A. Lübken und M. Wiemer, *KI-Grundlagen und Perspektiven verstehen*, essentials, https://doi.org/10.1007/978-3-662-72372-2

Glossar

Dieses Glossar bietet Erläuterungen zu einigen zentralen Begriffen, die für das Verständnis der Inhalte dieses Essentials und der Reihe „Intelligente Inklusion" hilfreich sind. Die Begriffe wurden so ausgewählt und erklärt, dass sie auch für Lesende ohne technisches Vorwissen verständlich sind.

Adaptive Systeme Sind technische Lösungen, die sich an die individuellen Bedürfnisse, Fähigkeiten und Nutzungskontexte der Menschen anpassen. Sie verändern zum Beispiel die Darstellung von Inhalten, die Steuerung von Geräten oder die Form der Rückmeldungen. Ziel ist es, den Zugang zu digitalen Angeboten zu erleichtern und Barrieren abzubauen.

Algorithmus Ein Algorithmus ist eine festgelegte Abfolge von Rechen- oder Entscheidungsschritten, mit denen ein KI-System Daten verarbeitet und Aufgaben löst. Algorithmen bilden die Grundlage für maschinelles Lernen und andere Verfahren, mit denen KI arbeitet.

Assistive Technologien sind Hilfsmittel oder technische Systeme, die Menschen mit Behinderungen dabei unterstützen, digitale oder physische Angebote zu nutzen. Dazu gehören zum Beispiel Screenreader, Braillezeilen, Sprachausgabe oder alternative Eingabegeräte.

Barrierefreiheit Liegt dann vor, wenn digitale und physische Angebote so entworfen sind, dass alle Menschen sie nutzen können, unabhängig von bestehenden Einschränkungen. Sie umfasst technische, sprachliche und gestalterische Dimensionen, die Zugänglichkeit ermöglichen.

A. Lübken und M. Wiemer, *KI-Grundlagen und Perspektiven verstehen*, essentials, https://doi.org/10.1007/978-3-662-72372-2

Bias Bezeichnet eine Verzerrung in Daten, Algorithmen oder Entscheidungen, die dazu führen kann, dass bestimmte Gruppen benachteiligt oder unsichtbar gemacht werden. Bias kann unbeabsichtigt entstehen, etwa wenn Trainingsdaten nicht die Vielfalt der Realität abbilden.

Co-Design Bezeichnet die gemeinsame Entwicklung von technischen Lösungen durch Fachleute und Nutzende. Es betont die gleichberechtigte Mitgestaltung durch Menschen mit unterschiedlichen Perspektiven und Erfahrungen, um Barrieren zu vermeiden und Teilhabe zu ermöglichen.

Digitale Teilhabe meint die Möglichkeit, gleichberechtigt Zugang zu digitalen Informationen, Diensten und Anwendungen zu haben und diese aktiv nutzen und mitgestalten zu können.

Explainable AI (erklärbare KI) Beschreibt KI-Systeme, deren Funktionsweise und Entscheidungen für Menschen nachvollziehbar sind. Sie erleichtert es, Vertrauen aufzubauen, Entscheidungen zu überprüfen und ungewollte Benachteiligungen zu vermeiden.

Inklusion Beschreibt das Ziel, allen Menschen unabhängig von individuellen Eigenschaften oder Einschränkungen eine gleichberechtigte Teilhabe an allen gesellschaftlichen Bereichen zu ermöglichen.

Intelligente Inklusion Verbindet den klugen Einsatz technischer Systeme mit einem verantwortungsbewussten Umgang mit Vielfalt, Teilhabe und Barrierefreiheit. Sie bedeutet, Barrierefreiheit von Beginn an mitzudenken und Technik als Mittel zur Förderung von Teilhabe zu verstehen.

Künstliche Intelligenz (KI) Ist ein Sammelbegriff für digitale Systeme, die Aufgaben übernehmen, die bisher menschliche Intelligenz erforderten. Dazu gehören Lernen, Entscheiden, Erkennen von Mustern oder Lösen von Problemen.

Leichte Sprache Ist eine besonders gut verständliche Ausdrucksweise, die durch kurze Sätze, einfache Wörter und klare Strukturen den Zugang zu Informationen erleichtert.

Monitoring Bezeichnet die systematische Beobachtung und Überprüfung von technischen Entwicklungen, Prozessen oder Maßnahmen. Im Kontext intelligenter Inklusion dient Monitoring dazu, Fortschritte und Herausforderungen sichtbar zu machen, die Wirkung digitaler Systeme auf Teilhabe und Barrierefreiheit zu erfassen und den Bedarf für Anpassungen oder Weiterentwicklungen abzuleiten.

Normnutzerin/Normnutzer Normnutzerin oder Normnutzer bezeichnet das angenommene Standardbild einer Person, an dem sich viele digitale Angebote und Systeme orientieren. Dieses Bild berücksichtigt oft nicht die Vielfalt menschlicher Lebenslagen und führt dazu, dass bestimmte Gruppen übersehen werden.

Partizipation Bezeichnet die aktive Mitwirkung von Menschen an Entscheidungs- und Gestaltungsprozessen. In der Technikgestaltung bedeutet das, dass Betroffene ihre Erfahrungen und Perspektiven einbringen und den Entwicklungsprozess mitgestalten.

Reflexion Bedeutet das bewusste Nachdenken über Werte, Ziele, Prozesse und Wirkungen technischer Systeme. Sie ist ein Bestandteil intelligenter Inklusion und hilft, die sozialen Auswirkungen von Technikgestaltung zu prüfen, Verantwortung zu übernehmen und Entwicklungen kontinuierlich anzupassen. Reflexion fördert die Qualität und Gerechtigkeit technischer Lösungen.

Screenreader Ein Screenreader ist ein Hilfsmittel, das digitale Inhalte in Sprache oder Brailleschrift übersetzt. Er ermöglicht es blinden oder sehbehinderten Menschen, digitale Angebote selbstständig zu nutzen.

Selbstbestimmung bedeutet, das eigene Leben und die Nutzung von Technologien nach eigenen Vorstellungen und Bedürfnissen gestalten zu können. Sie ist eine Grundlage für Teilhabe.

Strategie Eine Strategie ist ein planvolles und vorausschauendes Vorgehen, das Ziele, Maßnahmen und Verantwortlichkeiten beschreibt, um Inklusion und Barrierefreiheit in der digitalen Transformation umzusetzen.

Teilhabe Bezeichnet die Möglichkeit, in vollem Umfang an allen Bereichen des gesellschaftlichen Lebens mitzuwirken und diese mitzugestalten. Sie umfasst den Zugang zu Bildung, Arbeit, Kultur und politischen Prozessen.

Transparenz Bedeutet, dass Abläufe und Entscheidungen in technischen Systemen nachvollziehbar sind. Sie ist wichtig, um Vertrauen zu schaffen und Menschen die Kontrolle über digitale Angebote zu ermöglichen.

Universelles Design Ist ein Gestaltungsprinzip, das darauf abzielt, Produkte, Dienstleistungen und Umgebungen so zu entwickeln, dass sie von möglichst vielen Menschen ohne zusätzliche Anpassungen genutzt werden können. Es berücksichtigt unterschiedliche Fähigkeiten und Bedürfnisse von Anfang an.

Weiterführende Literatur

Ahrens P et al. (2015) Inklusion – Wege in die Teilhabegesellschaft. Heinrich-Böll-Stiftung. Campus Verlag, Frankfurt am Main.

Bender E, Gebru T, McMillan-Major A, Shmitchell A (2021) On the Dangers of Stochastic Parrots: Can Language Models Be Too Big? In: Proceedings of FAccT 2021. https://doi.org/10.1145/3442188.3445922. Zugegriffen am 15.08.2025.

Boger MA (2019) Theorien der Inklusion – Die Theorie der trilemmatischen Inklusion zum Mitdenken. edition assemblage, Münster.

Birhane A (2021) Algorithmic injustice: a relational ethics approach. Patterns 2(2) 100196. https://doi.org/10.1016/j.patter.2021.100205. Zugegriffen am 15.08.2025.

Buolamwini J, Gebru T (2018) Gender Shades: Intersectional Accuracy Disparities in Commercial Gender Classification. Proceedings of Machine Learning Research 81: 77–91. https://proceedings.mlr.press/v81/buolamwini18a/buolamwini18a.pdf. Zugegriffen am 15.08.2025.

Cath C, Wachter S, Mittelstadt B et al. (2018) Artificial Intelligence and the ‚Good Society‘: the US, EU, and UK approach. Springer Nature. Sci Eng Ethics 24, 505–528 (2018). https://doi.org/10.1007/s11948-017-9901-7. Zugegriffen am 15.08.2025.

D'Ignazio C, Klein LF (2020) Data Feminism. MIT Press, Cambridge.

Deutsches Institut für Menschenrechte (2019) Wer Inklusion will, sucht Wege – Zehn Jahre UN-BRK in Deutschland. Monitoring-Stelle UN-BRK, Berlin.

Felder F (2022) Die Ethik inklusiver Bildung – Anmerkungen zu einem zentralen bildungswissenschaftlichen Begriff. Springer, Berlin.

Floridi L (2019) The Logic of Information: A Theory of Philosophy as Conceptual Design. Oxford University Press, Oxford.

Gäumann O (2018) Inklusion – eine unerfüllbare Vision? Eine kritische Bestandsaufnahme. Verlag Barbara Budrich, Opladen.

Gössl MJ, Reischl C (2021) Digitalisierung und Inklusion – Eine Chance für mehr Diversität in neuen Arbeitswelten. Tectum Wissenschaftsverlag, Baden-Baden.

Hansen H, Hessel S (2023) Digitale Transformation und Inklusion. Springer VS, Wiesbaden.

© Der/die Herausgeber bzw. der/die Autor(en), exklusiv lizenziert an Springer-Verlag GmbH, DE, ein Teil von Springer Nature 2025
A. Lübken und M. Wiemer, *KI-Grundlagen und Perspektiven verstehen,*
essentials, https://doi.org/10.1007/978-3-662-72372-2

Hedderich I, Kullmann H, Lütje-KloseB, Urban M (2022) Handbuch Inklusion und Sonderpädagogik. Klinkhardt UTB, Bad Heilbrunn.

Hilkenmeier M, Lühr D (2021) Veränderung gestalten: Werkzeuge für nachhaltige Veränderungsprozesse in Organisationen. Schäffer-Poeschel, Stuttgart.

IKK classic (2024) Gesundheit in Zahlen Nr. 7. Brand eins, Hamburg.

Kuhlmann C, Mogge-Grotjahn H, Balz HJ (2018) Soziale Inklusion – Theorien, Methoden, Kontroversen. Kohlhammer, Stuttgart.

Ladau E (2021) Demystifying Disability: What to Know, What to Say, and How to Be an Ally. Ten Speed Press, Emeryville, CA.

Lenzen M (2024) Künstliche Intelligenz: Fakten, Chancen, Risiken. Beck'sche Reihe. C.H. Beck, München.

Lübken A, Wiemer M (2025) Gesundheit trifft Technologie: Einsatz von künstlicher Intelligenz in der Physiotherapie. Springer, Berlin.

Lübken A, Wiemer M (2025) Künstliche Intelligenz in der Physiotherapie: Methoden, Anwendungen und Praxisbeispiele. Springer, Berlin.

Mayrhofer W, Meyer M (2022) Organisationen verstehen: Grundlagen, Perspektiven, Strukturen. UTB, Wien.

Mittelstadt BD, Allo P, Taddeo M, Wachter S, Floridi L (2016) The ethics of algorithms: Mapping the debate. Big Data & Society 3(2) 1–21. https://doi.org/10.1177/2053951716679679. Zugegriffen am 15.08.2025.

Obermeyer Z et al. (2019) Dissecting racial bias in an algorithm used to manage the health of populations. Science 366(6464) 447–453. https://doi.org/10.1126/science.aax2342. Zugegriffen am 15.08.2025.

O'Neil C (2016) Weapons of Math Destruction – How Big Data Increases Inequality and Threatens Democracy. Penguin, München.

Pfeiffer S, Nicklich M, Henke M et al. (2024) Digitalisierung der Arbeitswelten – Zur Erfassbarkeit einer systemischen Transformation. Springer VS, Wiesbaden. https://doi.org/10.1007/978-3-658-44458-7. Zugegriffen am 15.08.2025.

Pühl K, Zirfas J (2021) Kritische Diversitätsforschung. Springer VS, Wiesbaden.

Schach A (2023) Diversity & Inclusion in Strategie und Kommunikation – Vielfalt in Konzeption, Kultur und Sprache im Unternehmen. Springer Gabler, Wiesbaden.

Schäfers M, Welti F (2015) Barrierefreiheit – Zugänglichkeit – Universelles Design. Herausforderung Inklusion: Theoriebildung und Praxis. Verlag Julius Klinkhardt.

Schnell I (2015) Herausforderung Inklusion – Theoriebildung und Praxis. Klinkhardt, Bad Heilbrunn.

Schuelka MJ, Artiles AA (2019) The SAGE Handbook of Inclusion and Diversity in Education. SAGE Publications, Thousand Oaks/CA.

Shneiderman B (2022) Human-Centered AI. Oxford University Press, Oxford.

Strümke, I. (2024) Künstliche Intelligenz: Wie sie funktioniert und was sie für uns bedeutet. Frankfurt am Main: Fischer Verlag.

Suleyman M (2024) The Coming Wave: Künstliche Intelligenz, Macht und das größte Dilemma des 21. Jahrhunderts. München: C.H. Beck, München.

Wolf T, Saalfrank T (2013) Inklusion. UTB, Stuttgart.

Zweig KA (2019) Ein Algorithmus hat kein Taktgefühl. Wo künstliche Intelligenz sich irrt – und warum das so gefährlich ist. Heyne, München.